中公新書 1518

正高信男著

老いはこうしてつくられる

こころとからだの加齢変化

中央公論新社刊

目次

はじめに　寝たきり老人の調査から

秘められた知能

この本をはじめるにあたって、さしあたりまず、私が目下行っている最中の研究の話を紹介しようと思います。どういうことを調べているかというと、いわゆる痴呆という症状に分類され、寝たきりでいる高齢者の知能についての実験をしているところなのです。

介護施設に入所していて、高度の「ぼけ」があると診断されています。簡単な日常会話がもう成立しません。金銭の管理ができません。それからさっき食事をとったところなのに、すぐ忘れてしまいます。ですから、知的能力と記憶については極度に低下していて、もう回復不可能であるとみなされている高齢者を対象にしている、と考えていただくと、おそらく状況が適切に想像できるのではないでしょうか。

さてそういう、直前に体験した出来事もすぐ忘れてしまう寝たきり老人の居室で、昼下がりの一定時間（具体的には三〇分）、BGMを流すことにしてみます。音楽は二つのタイプを用意します。音楽といっても、歌は入っていません。いわゆるインストゥルメンタルだけのものです。一つは邦楽で、琴と三味線などによる伝統的なものを準備してあります。もう一方は西洋風のもので、たとえば、ジャズ、カントリー&ウェスタンみたいな曲を、そろえてみました。

しかも、一日に流すのは邦楽か西洋風のいずれか一方に限ると、決めておくこととします。そして、BGMが終わって一時間後に、食間のおやつの時間をもうけます。しかもおやつとして出されるものにも、BGM同様、二種類のものを用意しておきます。一方は、和風の甘味で、小豆でできた、あんこ状の食物などがその典型と思って下さい。他方は西洋スタイルで、プリンみたいなものを買っておきます。

お盆の上には、二種類とも並んでのせられてでてきます。そのうえで、さて、どちらにまず手をつけたのかをチェックしてみたのでした。おやつは二つともお皿にもられているのですが、飛行機の機内食みたいにラップがかけられています。めくって、はじめて食べられるようになっている。それで、二つのうちのいずれのラップを先に取ったかで、どちらがより好まれたかを判断する指標と、考えてみました。

こういう試行を、数ヵ月にわたって断続的にくりかえします。そのうえで、和風のおやつと西洋風のおやつのどちらがより好まれたかということと、それに先立って流されたBGMのタイプ

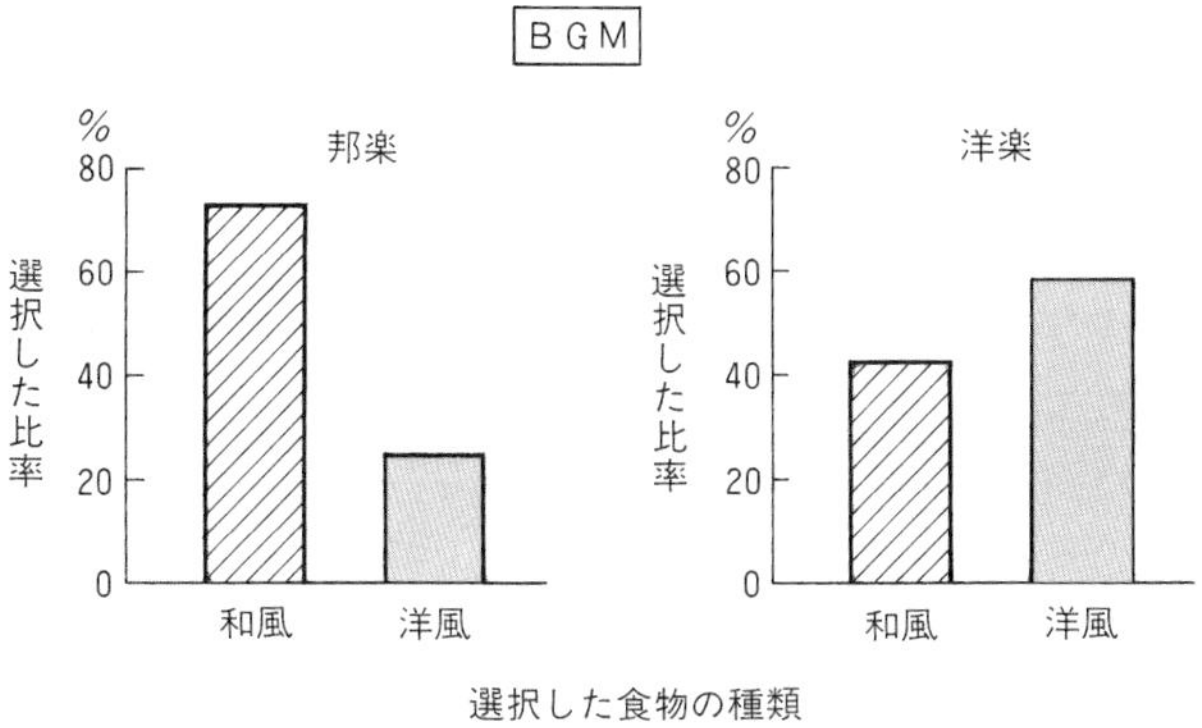

図0－1　流したBGMの種類と，1時間後に選択された食物の関係

との関係をまとめてみると、上のようなグラフ（図0－1）ができあがることがわかったのでした。

おやつの選択は、BGMの影響を濃厚に受けることが判明したのです。邦楽を流すと、そののち和風の食物が選ばれる確率が高くなるのに対し、西洋音楽だと、西洋風のものを口に入れたくなるらしいのです。

誤解のないように補足しておくと、BGMというのは、決して大音響で派手に放送したわけでは全然ありません。それどころか、かかっていることに気がつかない程度の音量です。研究に参加していただいている高齢者はおろか、施設に勤務している人も、ほとんど意識していません。

そもそも実験の対象となったのは、ふだん、食事を終えるともう食べたこととの記憶を失う、痴呆とみなされている高齢者なわけです。ところがBGMだと、一時間前の音楽がこころのどこかにしまわれているらしい。そう考えないと、音楽のタイプのおやつの選択への効果を合理的に説明することはとてもできそうにありません。

こころの加齢変化の見直し

寝たきりで痴呆と判断されている高齢者の研究は、まだ着手したばかりなので、これ以上に深入りするのは差しひかえようと思います。ただ、重度の「ぼけ」とレッテルを貼られ、人間としてのこころの機能の大半を喪失したように一見、思えたとしても、実はそうではないという場合が、多々存在するのではないか、ということは強調しておかねばならないでしょう。

それこそ、この本で扱うテーマの一つである、加齢に伴う認知機能の変化の見直しということに、ほかなりません。

なるほど年を重ねるに従い、われわれが心身ともに老いていくのは、否定できない不可避のことかもしれません。そして、心身のうちのからだについては、加齢変化の内容が、医療の世界を中心に、かなり詳細に明らかとなってきました。けれども、もう片方のこころについて、それがどのように老いていくのかは、からだほどには解明されていないのが、現状といえるでしょう。ややもすると、アルツハイマー病といった特定の疾病による、記憶能力の障害に、注意が集中しすぎる傾向があったことは、否めないと思えます。

もちろん、病的なこころの老いの研究は、大切なテーマに違いありません。でも研究が比較的活発であるはずの高齢者の記憶能力についてすら、私たちはとても十分に理解しているとはいえない状態にいることを、先の実験の結果は教えてくれているのです。まして記憶以外のこころの働きが、加齢とともにどう変化していくかという問題に関してとなると、まったく五里霧中の状態と書いても、過言とはいえないでしょう。

しかも、ほとんど何もわかっていないにもかかわらず、私たちは、年を重ねるにつれて「こころも老いる」のを当然と、受けとめているのではないでしょうか？

「老い」の意識はどうつくられるのか

そもそも「老い」と「加齢」とは、決して同義ではないはずなのです。加齢というのは、あまり耳慣れない用語かもしれません。英語にすると、エイジング（aging）、文字どおり齢を重ねることを意味しています。でも、加齢することがすなわち「老い」に結びつくとは限りません。「老い」には良きにつけ悪しきにつけ、なんらかの価値観がつきまといます。といっても、現代では「悪しき」ほうのニュアンスが付加されていることのほうが、「良い」場合より圧倒的に多いかもしれません。かつては必ずしも、今日のような状況ではありませんでした。本書の第三章から第四章で記述しますが、「老い」ることによって、当人が社会のなかで敬われる対象となるのが、通常であった時代も存在しました。

それが、好むと好まざるとにかかわらず、老いすなわち衰えと、直結して連想するように変わってきたのです。むろん誰しも、自分が衰えたと感ずるのを好む人はいないでしょう。おのずと行く末から、目をそむけようとします。今日、高齢者医療、福祉が飛躍的に充実したにもかかわらず、心理学的な知見がほとんど蓄積されていないのは、こころの加齢から衰えを連想してしまい、ついついネガティブなレッテルを貼ってしまうことと無関係とは、とうてい思えません。これからの日本が高齢社会を迎えるのは、火を見るより明らかです。加齢に伴うこころのケアを行うための基礎研究の必要性は、誰しも感じています。ただ、必要とわかっていても、現実を直視するのを避けてしまう——われわれの高齢者心理についてのイメージは、それほどまでに暗いのです。

こころの加齢変化の再認識をめざして

この本は、こういう従来の「こころの衰えた老人」観を、とらえなおす目的で書かれています。むしろ周囲が、加齢変化に過度に否定的な意味づけをしてしまうことで、高齢者を必要以上に老けこませてしまう状況に追いこんでいくというのだという過程を、時間を追って記載してあります。

私たちはややもすると、からだの衰えとともにこころも衰えるのは不可避と、とらえがちですが、年を重ねるから老いるのではなく、年寄りとして扱われることで、老けこんでしまうのだという側面を見すごすと、たいへんな誤りを犯すことになってしまいます。

現に、一口に高齢者と言っても、個人差がたいへん大きいことは、周知のとおりです。老年を感じさせる高齢者を見かける一方で、他の高齢者はなぜ若々しくいられるのかという問いを、単に体力の差やからだの老化度の違いに還元することは不可能でしょう。

もちろん、「身体機能が年とともに衰えることが全然ない」と否定すると、嘘になります。また、からだの衰えがこころの老いに影響を与えるのも事実です。ただし両者の関係は、今まで一般に考えられていたようなものとはまったく異なるということが、この本には書かれてあります。

まず第一章では、高齢者に、前方に見えるバーをまたいで越えるか、あるいはくぐるかを判断してもらうという実験に参加してもらうという話が、中心になります。成人はふつう、どの程度の高さまでのバーなら、またいで越すことができるかを、想像以上に的確に認識できるのですが、年を重ねると判断が微妙にずれてきます。そこに露呈する自己の持つ身体像と環境とのギャップに、当人や周囲がどう対処するかが、こころが老けこむか否かの分岐点となるといった内容を、そののち順次、具体的なデータを用いて説明していく予定です。そして最後にふたたび、冒頭に紹介した寝たきり老人の「記憶」の話に戻って、こころの加齢についての問題点と今後の展望のまとめを行いたいと計画しています。

第一章　脚の衰えとアフォーダンスの知覚

からだの衰えは脚からはじまる

からだの老化はまず、脚からやってくるといわれています。これは誰しも、年をとってくると実感することのようです。しかも脚の衰えは、次々と他のからだの変化を導いていきます。

気持ちのうえでは上がっているはずの脚が、障害物に引っかかって、転倒したりする。どうしてでしょうか？

脚の運動には、複雑な関節の働きが関与しています。この関節の運動を可能にしているのは、骨格筋です。骨格筋はふつう、骨の両側についていて、縮んだり伸びたりして、脚や腕なんかが円滑に働くことを可能にしています。ところが加齢とともに、どうしても筋力が低下しがちになってくる。それで端的に、歩くバランスが、当人が思うようにとれなくなってくるのだと、考えられています。

　しかも骨格筋の衰えは、骨格そのものを変化させ、ひいてはからだのさまざまな部位に大きな影響をおよぼしていきます。たとえば、首が前傾して、顎が突き出てくる。また、肩から背中にかけての僧帽筋《そうぼうきん》がやせるので、背中が曲がりだす。さらに脚がO型になっていったりする。

　背中が曲がると、それを支えるために、本来はS字型であるからだ全体の骨格パターンが、立ち上がらざるをえなくなってしまう。するとまたバランスをとるため、今度は膝が曲がるという悪循環に陥ってしまいます。呼吸機能に関しても、肺活量がどうしても低下してきますから、少し動いただけで息苦しさを感じたりする。息苦しいから、あまりからだを動かさなくなる。するとますます、体力が落ちていく事態にいたる――ですから、「脚の衰えが老化の第一歩」という説を、俗信と片付けてしまうわけには、絶対にいかないのです。

　ただ、私がこの章でこれから書こうとするのは、単に体力の低下が脚の運動機能からはじまるということでは、ありません。本当に強調したいのは、「こころの老い」がはじまるのもまた、脚の衰えをきっかけにしている、という事実のほうです。

　こう書くと、「最近めっきり脚が弱くなったなあ」と自覚することで、心理的にも老けこむようになっていくのかと、早合点されるかもしれませんが、そういう単純な話をしようというのではありません。もっと微妙な変調が、個々人の外界の認識と齟齬《そご》をきたす形で、こころに影を落としだす過程を明らかにしたいと思っています。それは当人自身、気づいてすらいない変調であることが多い。いやそれどころか、無自覚でいるからこそ、こころの老いに結びついていく。逆説的に聞こえるかもしれませんが、自分のからだの老化についてよく知っているほうが、かえってこころは老化しないという内容の話なのです。

「バーをくぐるかまたぐか」実験

何はともあれ、どういうふうに調査を行うかを説明することにしましょう。実験をしてみます。誰でもかまいません。大人の人に、部屋に入ってもらいます。部屋には、ほとんど何も物が置かれていません。ただ七メートル先に、H形のオブジェみたいなものがあるだけです。垂直なポールが二本と、そのあいだに水平に細いバーが、人の腰あたりの高さに架かっている。走り高跳びの、飛び越えなきゃいけないバーと、それを支えているポールとみなしていただければ、どんなものかイメージしていただけるでしょう。あるいは、洗濯物干しとも受けとめられなくもないかもしれません。

さて実験者は、この装置が七メートル前方にあるのを見せて、次にどうするかというと、見てもらった相手に、あることを尋ねます。質問は、一問だけ、しかも簡単な問いです。

「あなたが、バーを通過して向こう側へ行かなくてはならないとして、その際、バーをまたぎますか、それとも、くぐりますか」という内容です。きかれたほうはむろん、「またぐ」か「くぐる」の二者択一で回答しなくてはなりません。答えたあと、発言どおりに実行してもらいます。さらに、発言と逆の行為も次に行ってもらいました。「またぐ」と答えたならば、まずはバーをまたいでもらい、さらにあとで、今度はくぐってもらったわけです。

これで一回の実験はおしまいです。ただし同一人物に、何度もくりかえし実験を行いました。各回の実験では、内容が微妙に変わります。変更点は、たった一点のみ、つまりバーの高さが高くなったり、低くなったり、と操作を加えられました。こういう実験を、たくさんの人数の大人を対象に反復して行っていくわけです。何を知りたいと考えているか、おわかりでしょうか?

自分が実験の場に立ち会ったと仮定して、想像していただくのが、いちばん良いかもしれません。バーが十分に低いならば、そりゃあまたぐに決まっています。反対に腰より上に架かっていれば、くぐるでしょう。ところが、すごく中途半端な高さに架かっていることも、往々にしてあります。たとえば、ハイキングをしていて道に迷ってしまったら突然、土地の境界を示す柵に出くわした。ともかく向こうへ行くしかないんだけれど、さあまたぐかくぐるか、というような事態だととらえていただければ、雰囲気がいちばん良くわかるかもしれません。

要は、現実にトライすることなしに、ただ見ただけで、どの高さまでのバーなら、個々人はそれをまたげると認識するのか。そしてどの高さ以上になると、またげないからくぐろうと決断するのか。しかも、そうした判断は、はたしてどれくらい正しいのか。また認識の仕方には、個人差がどの程度あるのかを調べようとしたのでした。

マジックナンバー「一・〇七」

誰しも経験することですが、低すぎるバーをくぐるというのは、無理にからだをかがめなくてはならないので、苦痛を伴います。またげるなら、上を越していくほうがずっと楽に違いないですから、バーが一定の高さ以下だと、たいていの人はまたごうとするでしょう。それがある点を超えると、今度はまたぎにくいので、くぐるほうへ戦略の転換をはかるでしょう。つまり、くぐるかまたぐかを分ける臨界点が存在すると予想されます。

「実際の臨界点」というのは、個々人が本当に試してみて、支障なくバーの上を越せるぎりぎりの最大の高さのところとみなして、差し支えないでしょう。でも、この実験では、七メートル離れた地点から、一度も試行することなく、またげるか否かを見きわめることが求められています。

さて、見ただけで、個々人は、バーが「実際の臨界点」より高い位置に架かっているのか、それとも低い位置にあるのか、はたしてどれくらいの精度で測れるものなのでしょうか?

もちろん、見ただけでも私たちは、バーが低すぎれば「またぐ」と回答し、一定の高さを超えれば「くぐる」と答えると考えられます。ですから「見ただけでの臨界点」を算出することが可能です。それと「実際の臨界点」との一致する度合いを知りたいわけです。「そんなにきっちり、一致するわけないじゃないか」と思われるかもしれませんね。だって、七メートル向こうにあるバーが正確に何センチのところに架けられているかを、普通の人間が精密に測れるとは思えません。だから、すごくおおざっぱに「高すぎるとくぐる、低けりゃまたぐ」とは判断できても、高さを細かく変化させるように操作していけば、「見ただけの臨界点」と「実際の臨界点」とのズレは、あっという間に露呈するだろうと想定するのが、常識的な予想ではないでしょうか。

ところが、現実に実験してみると、双方はほとんど、食い違いを示さないことがわかったのでした。しかも臨界点の値までもが、個々人間で驚くほどの一致を示します。こう書くと「そんな馬鹿な！」と、反発される方も、いらっしゃることでしょう。考えてもみて下さい。個々人の背の高さは千差万別です。上背のある人なら、少々高いところにバーがあったとしても、やすやすとまたげるかもしれません。一方、背の低い人は、少しぐらい低いバーでも、くぐるんではないか、と。

ご指摘のとおりです。基本的に、どの高さのバーならくぐり、どこまでならまたぐかは、脚の長さと関係していると想像されます。ですから臨界点の絶対値を、個々人の間で比べてみたってたいした意味は、ありません。そこで、この実験では、ひとりひとりの被験者の脚の長さそのものを、基準にとってみたのでした。

まず試行に先立ち、股下から床までの長さを計測します。その値の一〇〇分の一をひと目盛りとして、バーの高さを変化させていくことにしたのでした。高さ一・〇〇に架けられたバーというのは、股下の位置に設置されていたことを意味することになります。そう決めたうえで、二〇代から五〇代までの男女それぞれ一〇〇人の人が、どのような判断でバーをくぐるかまたぐかを入念に調べて、見ただけと実際の臨界値を計測した結果が、図1―1に表されています。

すると、年齢に関係なく、高さ一・〇七というのが、大多数の人で分岐点になっていることが明らかとなってきたんです。股下より、少し高い位置ですよね。そこ以上だと、またごうと現実に試みても、失敗することが圧倒的に多くなります。はなからバーを落としてしまうか、あるいは片足はバーを越せても、次の段階で股の間にはさまって、にっちもさっちもいかなくなる。くぐるほうが確実です。

それればかりじゃありません。臨界値一・〇七を、私たちは、七メートル離れたところから見きわめられるらしい。一・〇八を超えると、圧倒的にくぐる決断をします。反対に、一・〇六を下回るとまたごうとします。〇・〇一というのは、股下八〇センチの人でも八ミリにすぎません。そんなわずかの高さのズレを、知覚することができるらしいのです。

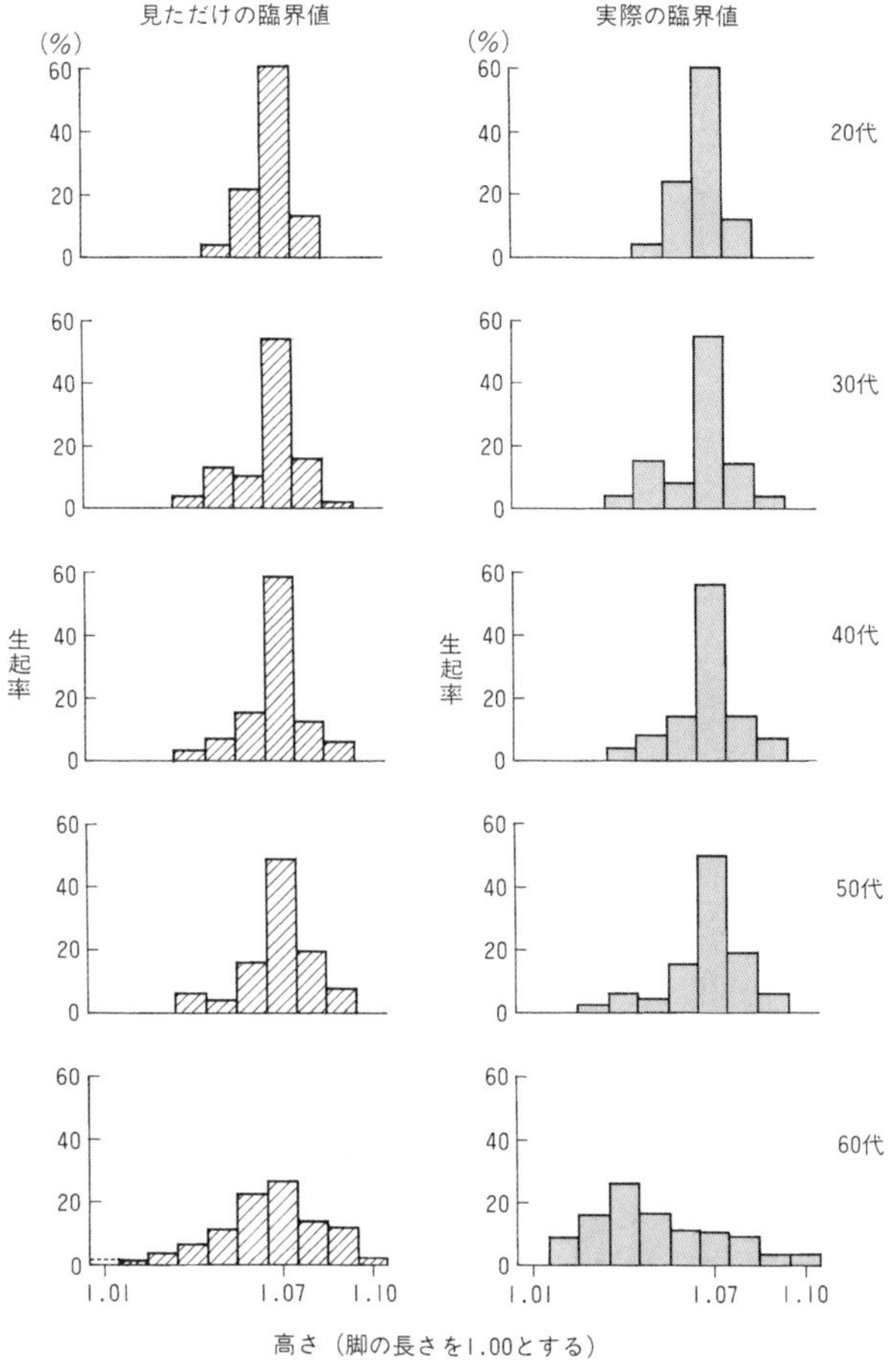

図１－１　「見ただけの臨界値」と「実際の臨界値」の年齢別比較

高齢者の特徴

これはおよそ、超能力を試した研究みたいに見えるかもしれません。だって考えてもみて下さい。三〇センチの定規と、三〇・八センチの長さの定規があったとして、二本を七メートルはなれて見比べたとき、一方を他方より長いと判断できるのは、よほど視力の良い人でないと無理なんじゃないでしょうか。

その通りです。それにもかかわらず、障害物が前方に横たわっていて、そこをくぐるかまたぐかしないと前へ行けない、という、自己のからだにかかわる「切実な必要性」が生じた事態では、「通常なら」できないはずのことを、私たちはしてしまう——ヒトにはそういう秘められた能力が備わっている。いや、秘められてなんか全然いない、その能力を毎日、使っている。使っているからこそ、からだを駆使して暮らすことが可能となっているはずなんです。

「身体技法」ということばがあります。ヒトの身のこなしというのは、自分たちが意識している以上に巧緻性に富んでいる。箸を使って、丼のなかの麺一本つまむのだって、ロボットにいざ習得させようとすると、とてもむずかしい。むろん箸を使いこなす技術の熟練も求められますが、複雑な身体技法を私たちが獲得できるのは、運動能力がすぐれているばかりでは証明できません。それと同じく、すぐれて鋭敏な感覚能力を持っていることに起因しています。その一側面が、バーの高さを見きわめる実験課題によって、はからずも浮き彫りにされてきたのだと考えると、超能力を試したわけでもなんでもないことに、納得していただけるのではないでしょうか。

　ただし、です。ここまで述べてきたように、見ただけと実際の臨界値がどんぴしゃりと一致をみるのは、六〇歳未満の成人に限られる、という保留条件がつくことを、強調しなくてはなりません。しかも保留条件がつくことこそ、こころの老いをテーマにした本書を、この実験の結果の紹介からはじめた、ゆえんなのです。

　それじゃあ、六〇代以上の高齢者に、七メートル手前からバーをまたぐかくぐるかを判定させると、どうなるかというと、図1－1の最下段に示したように、臨界値の分布が、より若年の被験者より、広く分布することがわかりました。もっとも、数値の上限は、あまり変化していません。むしろ低い値のほうへと、拡がってきています。

　しかも、「見ただけの臨界値」と「実際の臨界値」とで、分布のパターンそのものが違ってきていることに、お気づきでしょうか。というのも、バーをまたぐかくぐるかを実際に試してみると、もう一・〇七が分岐点とならない場合が多くなってきているんです。「実際の臨界値」は、一・〇二あたりまで落ちてしまっています。他方、「見ただけ」のほうはというと、基本的には一・〇七を中心とする分布です。このように「見ただけ」と「実際」の分布が食い違い、かつ後者の値が総体として前者を下回る傾向を示すということは、「見てまたげる」と感じた高さのバーが、「実際には」またげないケースが出てきている可能性を示唆しています。

脚の衰えに伴う二通りの変化

そこで、六〇代の被験者に関する実験結果を、もっと詳細に分析することにしました。「見ただけの臨界値」と「実際の臨界値」の関係を、個々人について検討することが必要なのですから、今度は、前者を横軸、後者を縦軸とする平面上に、ひとりひとりの被験者をプロットしてみようと考えました。すると、図1－2のようなグラフが描けることが判明しました。おのおの高齢者が一つの点で表されているわけですが、そうしてやると各点は、二本の直線のいずれか一本の上におおよそ乗ることが、わかったのです。

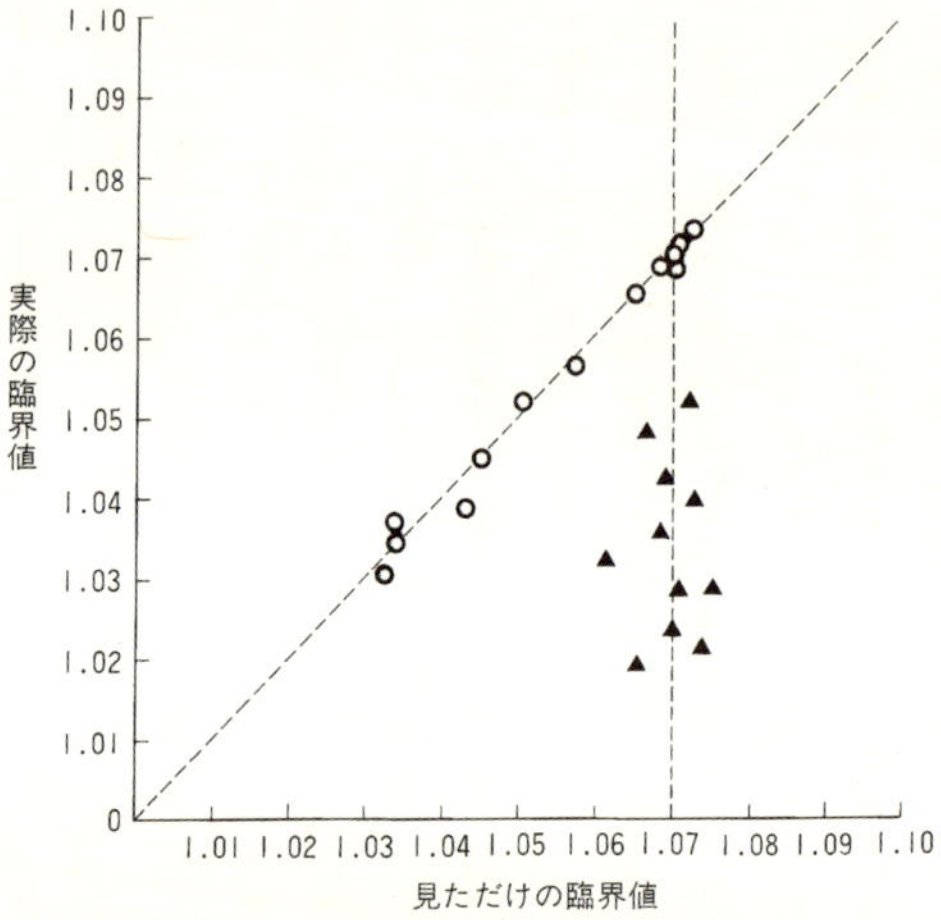

図1－2　60代被験者個々人の，「見ただけの臨界値」と「実際の臨界値」の関係

二本のうち一本は、「見ただけ」と「実際」の絶対値のいずれにおいても、同じ値を結んだ直線、すなわちグラフ上で傾き一の線にあたります。もう一本は、「実際の臨界値」がとる値のい

かんにかかわらず、「見ただけの臨界値」が一・〇七の点を結んだ直線です。ちなみに、六〇歳未満の被験者のデータを、同様のグラフで描いたとすると、両者の値ともほぼ一致して一・〇七になるのですから、横・縦の軸ともにこの値の近傍に分布が密集する結果となります。それが高齢者だと、下に向かって二方向に密集がくずれだしてくる、とも表現できる変化をきたしています。

いずれにせよ、「実際の臨界値」が減少した被験者がかなりの割合で含まれていることは、疑いえないでしょう。ただ、そのなかでも質的に異なる二種類の人間が存在する。二種類の一方では、「見ただけの臨界値」でもまったく同じように減少している（傾き一の直線に乗った被験者）。けれども他方では、「見ただけの臨界値」の変化はまったく起こっていない。ですから、このカテゴリーに属する被験者の点は、図1－2の横軸が一・〇七の直線上にずらりと並ぶようになってしまうわけです。

しかし直線一・〇七上に沿うといっても、点がもう一方の傾き一の直線と交わる場所より上に分布することがないことは、グラフより明らかです。常に傾き一の線より下にあります。そこで、このように縦にずらっと並んだ点を、傾き一の直線上の点と区分して、前者を▲、後者を○で表してみました。表記を分けたのには、それなりの意味があります。

○で表したほうは、臨界点の絶対値こそさまざまなものの、いずれにせよ「見ただけの臨界点」と「実際の臨界点」が一致している。つまり個々人は、七メートル離れたところから、バーが自分にとってまたげる高さかどうか見きわめられている。それに対し▲のほうは、「実際の臨界点」が「見ただけの臨界点」を下回っているんですから、「自分はまたげると思ったのに、いざ試してみるとダメだった」というケースが出てきているのです。

また▲では、「見ただけの臨界点」はおおむね一・〇七の値のままになっていることに注目すべきでしょう。高齢者とより若年層とを「実際の臨界点」に関して比べてみると、後者は一・〇七に分布が集中するのに対し、前者では値の落ちる被験者を多く見受けます。すでに書いたように、からだのバランスをとるのがむずかしくなってきているのですから、以前ほど高いところに架かったバーをまたげなくなっても、不思議ではありません。脚の衰えの影響だと、考えられます。

でも当人はというと、そうした自分のからだの加齢変化を「認識している」人と「認識していない」人が、いるらしい。認識していると、自分の能力に応じて「見ただけの臨界点」を下げるでしょう。下げた人を表す点は、図1-2のグラフ上では、傾き一の直線に沿って下のほうへ降りてくることになります。けれど認識できていないと、「見ただけの臨界点」は依然として一・〇七の値のままになる。ですから、できると思っていたのに失敗する事態が生ずる。からだの働きと知覚システムとのあいだに齟齬が生まれてきている。それが、「見ただけの臨界点」の値が、一・〇七の値に沿って、傾き一の線との交点より下に並ぶ点から読みとれるのです。

身体（ボディ）イメージと環境の知覚

からだの働きと知覚システムとのあいだに齟齬が生じてきた原因は、自分のからだについてのイメージが、現実のからだのあり方と、乖離《かいり》したことにもとづいています。しかも私たちが、周囲の環境をどう知覚するかは、自らの身体イメージと不可分の関係にあるからです。

私たちをとりまく環境というのは、道ばたの石ころにせよ、あるいは行く手をさえぎるバーにせよ、ただ物理的に「ある」のではない。むろん第三者の立場から眺めれば、物体が存在し、物体を知覚する人物がいるんですが、物体に直面する人物は、決して対象を第三者的に眺めているわけじゃないらしい。では、どう知覚するかというと、自分の身体イメージとの関連のなかで、入力してくる情報を処理しているらしいことが、明らかになってきました。

先ほどのバーをくぐるかまたぐかという実験に話を戻すと、バーの高さを、被験者の脚の長さに準拠して記載したことを、思い出して下さい。値が一・〇七のあたりで非常に鋭い峻別のできることが判明しました。でも日常生活で、物理的高さをいろいろ表示する際、個々人の脚の長さをもとに算出した値を用いることは、まずありませんよね。何メートル何センチと書くにきまっています。

何メートル何センチの長さの棒と、それよりも少し長かったり短かったりする他の物体を見比べて、両者の長短を正しく当ててごらんなさいとテストしても、私たちはさほど高い精度で弁別できるわけじゃあない。つまり、第三者的に表記された長さの「物理的値」の差異には鋭敏ではない。にもかかわらず、自分のからだ（この場合、脚の長さ）にまつわるふうに物理的高さを変換してやると、超能力ともとれるほどの能力を、発揮しだすのです。どうして超能力もどきのことができるかというと、個々人が自分のからだのイメージというものを、所有しているからだと考えられます。

いちばん単純な事例として、私たちが椅子にこしかけていて、前のテーブルの上にコーヒーカップがさし出された状況を想像してみましょう。カップはからだから少し離れたところにあるとして、腕を伸ばして届くか届かないかを試してみます。カップを〇・五ミリの単位で少しずつ、遠ざけたり近づけたりしてみると、誰でも実に正確に腕の到達範囲を予見していることがわかります。手を伸ばしたのに届かなかったなんて、不様なことが見られるのは皆無です。赤ちゃんですら、生後三ヵ月になると、すでに成人並みにできるという報告があるくらいです。

それればかりではありません。からだの胴本体を動かさずに、腕を伸ばしただけではカップに到達しないと判断すると、その際は胴そのものを前傾させます。生後三ヵ月の赤ちゃんでも、成人と同じ動作をもう行います。さらに、そのシーンをくわしく観察すると、「腕を伸ばしたけれど届かないから次に、胴も傾ける」というようには、決してしない。腕が対象へ向かって伸びだすと同時に、からだ全体も傾きはじめます。「対象物は、腕をさし出すだけでは届かないが、胴まで伸ばすととれるんだ」と、からだ全体を傾斜させたことによる到達可能範囲の増加分を認識したうえで、織り込んで距離計算を行っている。自分のまわりの空間を、複雑にゾーン分けしていることがうかがえるでしょう。

環境の「生態学的値」

こうした事実は、決して新しい発見ではありません。もう半世紀も前から、心理学者や、心身問題に関心をもつ哲学者によって、すでに見出されてきました。個々人のからだをとりまく空間というのは、ただ漫然と物理的にひろがっているのではない。個人と外界との境界は、単に皮膚で区分されているのではなくて、現実のからだを超えて、私たちの身体像はなにがしか拡張されているのだと、「延長化された身体空間」の存在が指摘されてきました。自分の周囲の物理的空間を、からだとの関連で意味分けしているとする考え方です。

ところが最近になって、意味分けされているのは、なにも「個々人を中心とする空間」に限らないことが判明してきました。典型例が、七メートル前方のバーをくぐるかまたぐかを判断するという、先述の課題です。はるか向こうに置かれている障害物を、からだの延長ととらえることは、およそ不可能です。それでも私たちは、対象物の属性（この場合、床からの高さ）を、自らのからだとのかかわりのなかで、とらえているのです。

ほかにも類似した知覚を行っているという例は、今日では無数に知られていて、紹介しだすときりがありません。実は私たちが環境に接している限り、外界から入ってくる情報は、あらゆる機会において、自己の身体像の影響下に処理されていると考えられるのです。椅子を目にしたときですら、例外ではありません。

ときどき、脚のすごく長い、いわゆる「高い」椅子というのを見かけますよね。「高い」椅子に座ろうとする際、どうするでしょうか。ふつう、座る面にまず手を掛けて、それから「よっこいしょ」とおもむろに登るのではないでしょうか。ところが、今まで見たことのない椅子にこしかけようとするとき、手を掛けないと座れないか、手を掛けずとも座れるかを、私たちは現実に試行することなしに、判断できると言われています。

判断の鍵は、椅子の脚の長さと私たちの脚の長さとの、兼ね合いにあるといいます。前者の値が後者の〇・五倍を超えてしまうと、私たちは手を用いるようになります。ですから、椅子が目に入ったら、それが「椅子だ」と知覚するばかりでなく、同時に、自分の身体像と照らし合わせて、「どうやって座ったらいいか」の認識も、常になされているのだと考えられます。

ほかにも、戸口の「通り抜け」実験というのも、アメリカで行われました。道を歩いていくと、前方に、通過しなくてはならないゲート状の開口部のある障害物があらわれてきます。戸口の広さは、試行ごとにさまざまに変化させてあります。するとゲートが目に入るやいなや、私たちはそこをからだをねじることなく、すーっと通り抜けられるか否かを判断できることが、明らかになりました。しかも通り抜けられるかどうかを分ける開口部の幅は、誰をテストしようと一定であるという。むろん物理的な長さの絶対値が、同じなのではありません。個々人の肩幅に一・一六をかけた値が、臨界値となります。

このように、環境の情報を、私たちは「物理的な値（たとえば何センチとか何キロとかいった）」によって把握するのではありません。個々人が外界に向けて働きかける（行為する）場面に関して、自分たちがイメージしている行動の可能性の枠組みのなかで認識されるものに、ほかならないのです。ですから、〇〇センチの大きさで××キロの重さの物体がどう知覚されるか、という問題は、そもそも問いの設定自体がナンセンスだということになる。物体の属性は、テストされる個々人の行動様式に準拠して、表現しなおさなくてはなりません（具体的に、脚や肩幅との比率に換算しなくてはならない）。換算はふつう生態学的測定という名で知られ、算出された値は生態学的値と呼ばれています。

アフォーダンスの知覚と加齢変化

どうして生態学的測定や生態学的値が、われわれの行っている認知や知覚を理解するうえで必要なのかというと、人間が外界から汲み取っているのが、結局のところ、自分の行為にとっての意味や価値であるからなんですね。つまり、「自分が何をできるか」という観点によって、環境を評価しているわけです。これを最初に主張したのは、アメリカ人のジェイムズ・ギブソンという心理学者でした。

ギブソンは、「アフォーダンスの知覚」という表現を、使っています。アフォード（afford）という語には、「何々することを可能にする（古い日本語だと何々せしむる）」という意味があります。外界の事物を、私たちは、それによって自分たちにいかなる行為が可能となるのかという視座から認識するのだという。これが、「事物のアフォーダンスを知覚する」ことであり、アフォーダンスの知覚研究こそ、人間の心理への生態学的アプローチだと、主張しました。

環境に接するとき、私たちは外界が、自らにどういう行為の遂行を保証するものであるかを認識する。つまり、いかに有用であるかを把握するわけです。環境が個々人に提供してくれている行為の可能性は、潜在的には無限であると書いても、かまわないのかもしれません。からだの動きを合理的に、巧緻に習熟させればさせるほど、より多様にアフォーダンスを知覚できることになっていきます。ギブソンが、アフォーダンスの知覚研究を、あえて「生態学」的アプローチと命名したのには、主体が外に向かって能動的に働きかけ、働きかけに見合ったものが主体に返ってくるという、二者間のダイナミクスこそ分析の対象であるのだという意味あいが、込められているのでしょう。

アフォーダンスの考えに従うと、個々人が環境をどう知覚しているかを調べれば、逆に、個々人が「何をできるのか」が、すべて解明されるはずだということになってきます。私たちが身体制御にどれほど熟達しているのかということと、いかに多様なアフォーダンスをピックアップするのかということとは、等価なはずです。

ただし、どのようにアフォーダンスを見出しているかということについての意識が、私たちのこころのなかで自覚されることは、通常ありません。意識にのぼらないからこそ、ごく近年まで、アフォーダンスの知覚の研究は行われてこなかったわけです。いわばコロンブスの卵です。バーを架けたり、すきまをつくったりして、いざ実験してみてはじめて、「ああ、できたんだ」と改めて感心してしまう始末で、以前はたいてい誰もが行っているにもかかわらず、できるなんて夢想だにしていませんでした。

遂行上の無自覚性は、アフォーダンスの知覚を研究するうえでは、たいへんやっかいな特徴といえなくもありません。本人に「どう認識しているか」と尋ねたところで、回答が得られないからです。いちいち丹念に実験してみないと、本当にどう行為の可能性を見出しているかは、判別できないことが多いのです。

その典型例が、先ほどの高齢者の、バーをまたぐかくぐるかの実験結果といえるでしょう。というのも、「見ただけの臨界値」と「実際の臨界値」が食い違っている被験者では、またぐという行為の可能性を、前方に架けられたバーに、適切に知覚できなくなってしまっていると、考えられるからなのです。ただ、知覚できないことは、調べてみないと明らかになってこない。ふつうに生活している限りは、両者の値が一致している高齢者と、何ひとつ差異があるようには見えません。

からだの衰えの知覚へのとり込み

もちろん、「見ただけの臨界値」と「実際の臨界値」が食い違っている被験者でも、またぐかくぐるかというアフォーダンスをからっきし知覚できていないわけでは、ありません。それどころか、脚の長さの一・〇七倍の高さを基準に、バーの位置を峻別しています。ただこの識別のパターンが、実際の自己のからだの動きに合致しなくなってきてしまったと、想像されます。どうして合わなくなったかというと、からだのほうが加齢変化をきたしてしまったからだということになります。

少し唐突なたとえかもしれませんが、赤ちゃんを背中におんぶして、前述の戸口の「通り抜け」実験にチャレンジしたと仮定しましょう。今回はからだを横にねじってでも通過できる、最小の間口を当ててもらうことにします。子育ての経験のある人なら、どれくらいの広さの間口なら通れるかを、うまく判断できるかもしれません。けれど子どもを背負ったことがなければ、すり抜けられると思ったのにダメだったりする。いく度か失敗してやっと、どれくらいの戸口ならオーケーか、体得するに違いない。

「体得する」ということは、ひとつの新たなアフォーダンスの知覚が成立したことを意味しています。背の赤ちゃんを込みにした、自己に対する今までとは別の身体イメージを獲得したともいえましょう。からだに生じた新しい変化に、知覚パターンが柔軟に対応したのです。でも適切な対処ができるまでには、必ずなにがしかの経験（試行錯誤）が求められる。

しかし加齢してくると、経験による情報がなかなかフィードバックされなくなってくるのではないでしょうか。それにもかかわらず、あるときを境に、からだの加齢変化そのものは加速しはじめます。結果として、身体イメージと現実のからだの動きとのあいだに、ギャップが生まれてくる。具体的に、年をとると、からだが固くなってしまいます。脚が今までのようには、高く上がらなくなる。それでも当人は、「もっと上がるはずだ」とまだ思いこんでいる。あげくのはてに、かつてならまたげたものだから、脚の一・〇七倍の高さのバーを「またげる」と判断したが、いざ試してみると、またげないという事態が出来《しゅったい》するのではないでしょうか。

ただ、誤解されては困るのですが、環境のなかに見出されている自分の行為の可能性が、現実に行いうる行為と食い違っていることが意識にのぼってこないからといって、本人が双方のズレを主観的にまったく感じていないわけではありません。たしかに、環境に価値や意味をはなからなんらピックアップできないのなら、「行為の可能性を見出せない」という現実を、当事者が感じとる可能性は、ないでしょう。でも、なまじ、いったんアフォーダンスを把握するようになったのに、ギャップができだすというのでは、事情が異なってきます。

環境に自分の行為にかかわる意味を知覚するというのは、いわば一種の「鍵穴」を見つけるのに似ているかもしれません。むろん鍵にあたるのは、個々人の行為のパターンです。行為の多様性に応じて、私たちは多様な鍵をもっており、かつおのおのの鍵にぴったり合う鍵穴のありかを知っている。鍵と鍵穴が符合している限り、扉をあけて外界から生活に有用な資源をとり込むことが保証されています。

ところが時がたつにつれて、鍵の形が変形してきました。鍵穴と、かみ合わなくなってきます。「合っているはず」と当人は思っているんだけれども、なにか「しっくり」しない、という感覚がもたらされます。しかも、しっくりしない理由が、鍵の変形にあることには思いいたらない――そういう心的状態に、「見ただけの臨界値」と「実際の臨界値」が食い違うようになった高齢者は、陥りがちになっていきます。「しっくり」しないという思いは、とらえどころのない不安感や疎外感の形をとって、本人にふりかかるようなのです。

主観的幸福感の質問紙調査から

アフォーダンスの知覚と現実の行動とのズレが、不安感や疎外感を生みだすもとになるのではという考えを裏づけてくれるのが、高齢者を対象にした、「主観的幸福感」についての質問紙調査の結果です。主観的幸福感とは、要は、個々人が自分の生活をいかに充実したものとして内面で把握しているか、あるいはどれだけ自らの人生に生きがいを感じているかを表す指標と、うけとっていただいてかまいません。

昨今、高齢者の介護の目標として、「クオリティ・オブ・ライフの向上」ということばを、さかんに耳にするようになってきました。不老不死の薬がない以上、私たちは加齢していくことを阻止することはできない。だが、老いをポジティブに受けとめることは可能なはずです。そこで、どういう要因が、「健やかに老いる（すなわち、老いてなお高い主観的幸福感を持ちつづける）」ことにつながるのか、という研究が、さかんに行われるようになってきました。

そこで、バーをまたぐかくぐるかの実験に参加していただいた高齢者の方にも、同様の調査を実施してみたのでした。三〇の質問項目をもうけました。全体は、三つの異なる次元での幸福感への問いから成立しています。一つめは、健康についての幸福感。二つめは、社会的な意味での

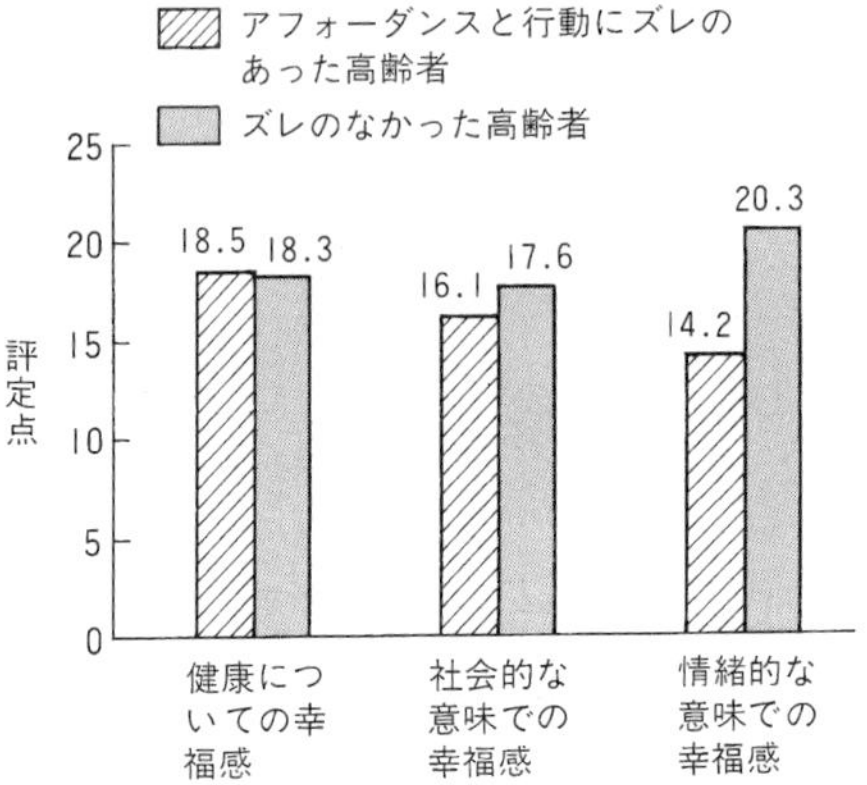

図1－3　知覚されたアフォーダンスと現実の行動とのあいだにズレがあった高齢者と，ズレがなかった高齢者における，主観的幸福度の3つの次元ごとの評価点の比較．点数が高いほど幸福度が高くなる

幸福感。そして最後は、情緒的な意味での幸福感です。

各次元について一〇の質問で構成されています。健康についての幸福感に関するものとしては、たとえば「肩がこったり、めまいがしますか」という質問が含まれています。これら一連の質問について、「大変そうである」から「全然そうでない」までの、五段階で回答していただきます。そして、各問いから判明した回答者の幸福感を五点から一点で、数値化しました。上の設問の場合、「全然そうでない」と答えたら五点、「大変そうである」なら一点を与えるという具合です。

こうして、三つの次元で、幸福感の点数を個人ごとに総計し、さらにその点数の平均を、バーをくぐるかまたぐかの実験で、アフォーダンスが現実の行動とずれた高齢者（図1－2の▲）とそうでない高齢者（図1－2の○）ごとに算出して比べてみました。結果が、図1－3に表されています。

健康についての幸福感については、両グループで点数にまったく差はありませんでした。ちなみに、研究に参加していただいた高齢者の方は、いずれもあらかじめ医師の健康診断を受け、異常のないことが確認されています。ですから、相違が出てこなかったのは、当然といえば当然といえましょう。

また、実験と調査を実施するにあたっては、参加者について、健康面ばかりでなく、社会生活に関する要因も、できるだけ統制するように努力を払っていました。具体的には、対象は、もう収入を定期的に得るような労働に就いていない高齢者に絞りました。ただし、金銭面では当面、困窮する状態にはありません。結婚歴を持ち、かつ配偶者も健在で、同居しています。さらに配偶者とのあいだに子をもうけ、日常、家庭ではその子と、子どもの配偶者、および孫と暮らすという、いわゆる三世代同居の生活を営んでいる高齢者だけが、選ばれています。

ただ、このように条件をコントロールしたにもかかわらず、社会的な意味での幸福感について点数を比べてみると、アフォーダンスと現実の行動にズレがあるというグループでは、数値がわずかながらですが、低くなる傾向が浮かび上がってきました。むろんグラフに描かれている数値は、一〇の質問項目の点数の総計にあたります。そこでもう少しつっこんで、各項目ごとに両グループで点数を検討してみると、特定の一つの質問だけ、回答が大きく異なることがわかりました。

どういう問いかというと、「あなたは、自分がほかの家族のみんなから、よく理解されていると思いますか」というものなんです。アフォーダンスと現実の行動にズレがあるグループでは、理解されていないと答える人がたいへん多くなる。他方、「ほかの家族のみんなは、あなたによくしてくれていると思いますか」といった他の問いへの回答は、変わりません。会話もあるし、ゆききは十分だと判断している。でも、わかってもらっていないという思いが強いらしい。

さらに、情緒的な意味での幸福感についてみると、点差にひらきがあることが、より歴然としてきます。「若いときと比べて、今のほうが幸せですか」「自分の人生は、年を重ねるにつれて良くなっていくと思いますか」「楽しいと感ずることが、たくさんありますか」といった設問に対し、アフォーダンスと現実とにズレのあるグループでは、たいへん否定的な反応が返ってきます。健康、経済、家庭生活のいずれの側面でも、さして困った状況に置かれているわけではないにもかかわらず、「なんとなく疎外され、不安」な思いを抱いていることが、明白に見てとれます。

今まで、「老人の孤独」ということは、いく度となくくりかえし社会問題として指摘されてきました。ただしそれは必ずといっていいほど、「身寄りのない高齢者」というフレーズに代表されるように、「社会的仲間を欠くという意味での、孤独」という視点からの指摘に終始していました。けれど、ここで質問紙調査から明らかになった「寂しさ」は、そういう従来の老人の孤独の原因を、付き合う相手の不足に求める発想では、説明しきれない質の感情のようなのです。家族と暮らしていてもなお、疎外感を持つ。どうしてなのでしょうか。

「わたし」というからだの二面性

疎外されていると感ずるのは、「わたし」という存在の統一性に、自信が持てなくなってきていることに由来するのではと、考えられます。そもそも「わたし」をどう意識するかについて、それを「ただ一つのもの」として把握しなくてはならない必要性は、存在していないのかもしれません。いくつもの「わたし」の意識があったとしても、ちっとも不自然ではない。ただそれをうまくバランスをとりあいひとつにまとめあげることで、私たちはこころの平安を得ているのも事実です。それが、基本的な側面でバラけてきたことが、質問紙の上で、不安の訴えとして、顕在化しているのではないでしょうか。

「何をバカなことを」と、お怒りになるかもしれません。「わたしは、わたし単一の人間に決まっているではないか」と。でもそうでしょうか?

たしかに「わたし」という感覚・意識は、からだを動かす主体が、からだのすみずみから中心に集まってくる情報にもとづいて、生成されているように思えます。「からだを意図のままにあやつる『わたし』こそ、わたしのすべて」という考えを是認したくなります。むろん、これが

「わたし」の一部であることは、疑うべくもありません。対自身体と呼ばれる、自己の身体意識です。でも、これが「わたし」のすべてではない。

どんなに割り引いてみたところで、もう一つの「わたし」が残されているでしょう。それは外から見た「わたし」、外界の対象に接している際に、まさに対象の側から眺めたときの「わたし」の姿です。自分のことは自分がいちばんよく知っていると、どれほどがんばったところで、「わたし」が外界の対象物に向かって、どういう振舞いをしているのかを、個々人はまなざしを自己のからだの外側に移動させて見ることは、できないでしょう。「いや、鏡に映っている姿を見れば、自分の像を外から眺められる」とおっしゃるかもしれませんが、それはあくまで鏡を前にしたときの姿でしかありません。

けれども面白いことに、私たちは、眼そのものを自己のからだの外へ移動させることが物理的に不可能であるにもかかわらず、やはり外界から見た自分のからだを見ることのできる「こころの眼」を獲得しているらしいんです。手がコップをつかむ場面を、想像してみて下さい。ふわっと上手く、つかめます。ふつう決して、皮膚とガラスがむりやりこすれ合ったりしません。それは、指がコップの表面に近づいていって、この辺でそろそろ触れそうになるという距離感を巧妙に計算できるから、それはいわばこころの眼をガラスにすえてみて、指の接近の程度を、コップの表面から観察できるからではないでしょうか。

ものとものとのあいだを、からだをぶつけずに歩けるのは、ものにこころの眼をもうけて、自分のからだが過度に近づくと、危険信号を発するから。そして、ある高さ以上のバーを見たとき、「もうまたげない」と判断するのも、こころの眼が、バーから自分の脚がどれほど高く上がるかを見て、上を通過可能かどうかを判断するからと、いえなくもありません。つまり、外界の事物にアフォーダンスを知覚することは、外側から見た自分の姿を知覚することと、同義ということになってきます。

前に、個々人にとって自分のからだは鍵、アフォーダンスは鍵穴にたとえられますと書きました。ただし、私たちは自分で直接、自分の鍵の形を見ることは許されていないのかもしれません。「この鍵は自分だ！」という意識を感じとることはできます。対自身体としての、自己感覚ですね。

でも、その輪郭は鍵穴の形状を通してしか知覚する術を持ち合わせていない。鍵穴の空間の部分をイメージすることで、対自身体の自己感覚ははじめて、本当の実体としてのふくらみを与えられるのだという側面を、見すごすことはできないでしょう。

自己のからだの、このもう一方の側面は、ふつう、対他物身体と呼ばれています。

われわれが生活世界のなかで、なんらかの行為を起こすとき、からだのなかでは対自身体と対他物身体としての、二つの自分についての情報が、当人のめざす目的が円滑に遂行されるよう、ふつうは実に効果的に統合されることを、アフォーダンスの研究は教えてくれたのでした。あまりに円滑かつ効果的な統合過程なので、統合しているとは本人の意識にのぼってこない。またそれだからこそ、「自分は一己の自分なんだ」と安定した状態に、構えていられるのです。

世界と自分との間の薄膜

ところが高齢者では、ときとして、対自身体と対他物身体の遊離が、はじまっているらしい。自分が行っているなにげないはずの所作のひとつひとつが、なんとなく意識にのぼってくることでしょう。意識とはすなわち、違和感です。

ふだんどうということなく書いている漢字を、改めて一画一画書き改めてみると、「あれっ、こんな字だったんだ」と、不可思議に感じますよね。あるいは、当然のように折っている折り紙の折り方を、いざ、子どもに教えてやろうと手順をくりかえしてみると、折れなかったりしますよね。ふだんのわれわれの行動は圧倒的に、「無意識」の動作から成り立っています。つまり対自身体と対他物身体が、ほど良くマッチしている。なまじ「自分が」という意識がつよくなって双方のバランスが崩れると、おかしくなってしまいます。そういう状態に、常時さらされるようになっていくのではと、想像されるのです。

結果として、外の世界の風景をなんとはなく、今までのように「我がもの」として感じられなくなってくる。哲学者の大森荘蔵は、かつて「意識」を指して、「世界と人間の間に立ちはだかる薄膜として、世界と人の直接の交流を遮断している元凶」と論じましたが、アフォーダンスの知覚と自らの行為とにズレが生じた高齢者こそ、まさに世界と自己との間に薄膜ができてしまっているように、私には思えるのです。

「そんなこと、高齢化に伴う問題としてたいしたことないんじゃないのか」と思われる方も、いらっしゃることでしょう。そうなんです。気がついてしまえば全然、たいしたことではありません。しかし、気がつかないでいると、それがときとして、不必要に高齢者の心を老けこませる原因になっていく——そのあたりを、これからおいおい書いていこうと思っています。

第二章　痛みをどう表現するか

「年甲斐もない」振舞いの結末

第一章で紹介した現象は、とくに今さら改まって実験なんかしなくたって、中年以上の人なら誰しも、一度や二度は必ず、体験したことのある出来事なのかもしれません。たとえば市民運動会で、義理あって十何年ぶりにリレーの選手で出場するとしましょう。脚をあやつる「気持ち」は昔のままです。ところが実際の脚の運びは、思うようにはついていきません。あげくのはて上体だけがつんのめって、倒れてしまいます。

ときとして、捻挫や脱臼をしかねません。でもふつうは、「いやあ、年甲斐もなくからだを動かしても、ついていかんもんですなあ」と笑って、おわってしまうことでしょう。そう、こころの老化は笑ってすませてしまうようなからだの老化に、発端があるのです。笑いとばせる内容が気づかずに積み上がっていくと、ときとして深刻な結果を招きかねませんよ、というのが、本書のメインテーマです。ちょっと注意を払うことで、こころが老け込むことは、今よりはるかに阻止できるかもしれない。そのためには、からだの働きのどういう側面が老いやすいのかを、謙虚に見つめなくてはなりません。

次に、その衰えがこころの機能にどう関わっているのかを調べてみる。調べることで、こころが老けこまない術を探ろうというのが、この本のねらいです。「老い」と書くと、もうそれだけでネガティブなニュアンスを持つ人を、多く見かけます。老化を全面的に止めるのが善なのだとする発想がある。

しかし私は、そういう考え方にくみするつもりはありません。要は、老いをどれだけ上手に受容するかだと考えています。すでに第一章で見たように、いくら若者ぶったって、からだは加齢に伴い、衰えてくるわけですよね。にもかかわらず、昔のままのからだを持っているつもりの人がいる。結果として、アフォーダンスの知覚と現実の行為のあいだにズレが生じてきました。そこでどうするか？

からだの老いを食い止める算段をはかる、というのが一策でしょう。むろん今までに、食い止めるための効果的な方法が、存在したわけではありません。でもよしんば将来、からだの老いを止めることが可能となったとしても、やはり私は、この種の老化への介入の仕方を推奨する気には、ならないのです。

というのも、からだの老化は想像以上に広汎に、私たちのこころに影を落としていることが、理由のひとつ。そしてなにより、いつまでも「若い」ままでいることが、より良いとは限らないという認識を持つよう、これからのわれわれは求められているように思えるからなのです。

まあ、おいおい説明することにしましょう。とりあえず第二章では、からだの老化が他者とのコミュニケーションの障害となりかねないという話を書こうと思います。しかも医療現場でのコミュニケーションの話題ですから、今度は話が少し深刻です。

痛みの表現語彙調査

研究をするきっかけは、高齢者を対象にいろいろ実験をするなかで、さまざまな臨床医の人と雑談をしたなかから、生まれました。正直言って、高齢の人に何かをしてもらったり、ものを尋ねるというのは想像以上に労力を費やします。そこで臨床医の人に、ついぐちってしまう。すると臨床医の人というのは、みんなちょっと不可解だなあという感覚、すなわちコミュニケーション不全感を、年とった人に対して抱いていることがわかったんです。コミュニケーション不全といっても、症状として何を訴えているのかが、そもそも理解できないというのではない(むろん、理解できないこともありますけど)。言っていることは中高年と変わらない。でもなにか、症状の表現と実体の関係が、中高年と違うんじゃないかという人を、けっこう見かけるんです。

そこで、本当のところどうなのか、調べてみようということになりました。症状の訴えとしては、具体的に、痛みをどう表現するか、を取り上げることにしました。だって、これほど患者が医師に切実にわかってもらいたい感覚は、ほかに考えられません。その表現法が加齢に伴って変化するのなら、なんとか対応策をとることが不可欠でしょう。

痛みの表現用語については、欧米ではすでに統一した語彙のリストができあがっています。七八の形容詞からなるリストです。しかも、日本語版というのも完成されている。これを利用しない手はない、というものです。もっとも七八語のなかには、日本語としてなにか痛みを表すにふさわしくないものも出てきます。そもそも英語なんかに比べて、日本語はこの種の形容詞が貧困であるみたいなんです。そこで変なのは削って、五四語に絞りました。

これら一語一語について、次の五つの項目について五段階尺度で評定してもらいます。

①一回の痛みが長く続くか、短いか
②痛みは頻繁に反復するか、間をおいてくりかえすか
③痛む部位は深いか、浅いか
④痛みの強さ
⑤痛みの範囲は広いか、局所的か

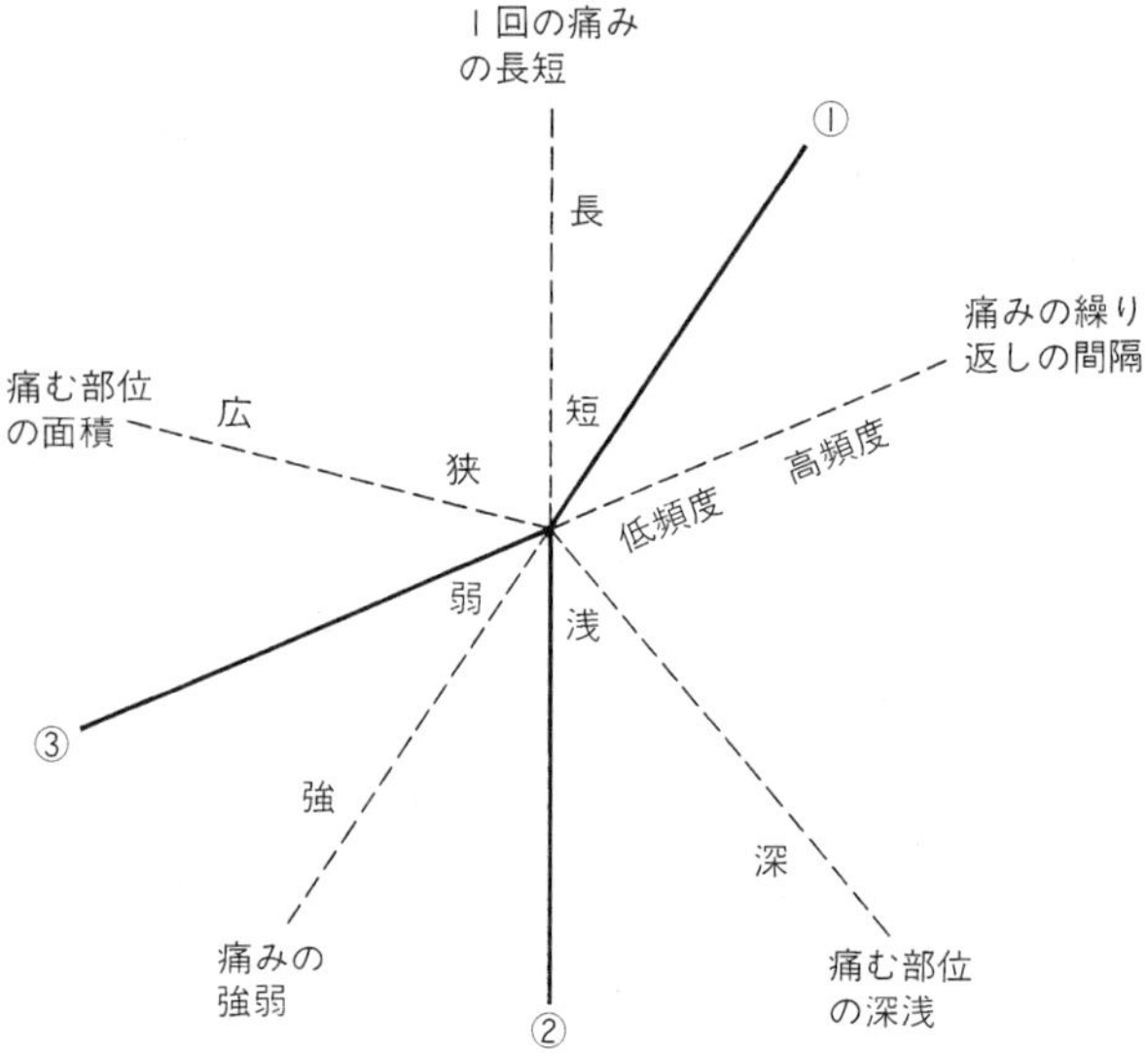

図2－1　痛みを表す15の単語が表現する3つの意味次元と，調査した5つの痛みの感覚との関係

たとえば①について、痛みがたいへん長く続くなら五点、まったく続かないなら一点で答える――という具合です。

その回答をまず三〇歳から五〇歳までの年齢層の、中高年について整理、分析してみると、五四語のうち一五語が、三つの評定次元のいずれかに即して、弱い表現から強い表現へと、直線的に配列できることが判明しました。まず、その三つの次元というのを描いてみると、図2－1のようになります。いずれの次元も、五つの尺度単独で成り立っているわけではありません。ひとつめは一回の痛みの長短の程度と、痛みの反復の度合いの複合した次元から成立しています。次にふたつめは、痛みの強さと、痛みの深さの度合いを表す次元。そして最後は、やはり痛みの強さが関与するのですが、今度は痛みの広さ（範囲）と関係している次元でできあがっています。

具体的に、どういう表現語彙が個々の尺度を構成するかというと、図2－2にあるように、まず長短と反復の複合した次元では、強度の小さいものから大きいものへと、チクチク、ビリビリ、ズキズキ、ズキンズキン、ガンガンと並びます。痛みの強さと深さに関係する尺度では、浅く弱い痛みから強く深いものへと、ハリデツツクヨウナ、センマイドオシデオスヨウナ、キリデモミ

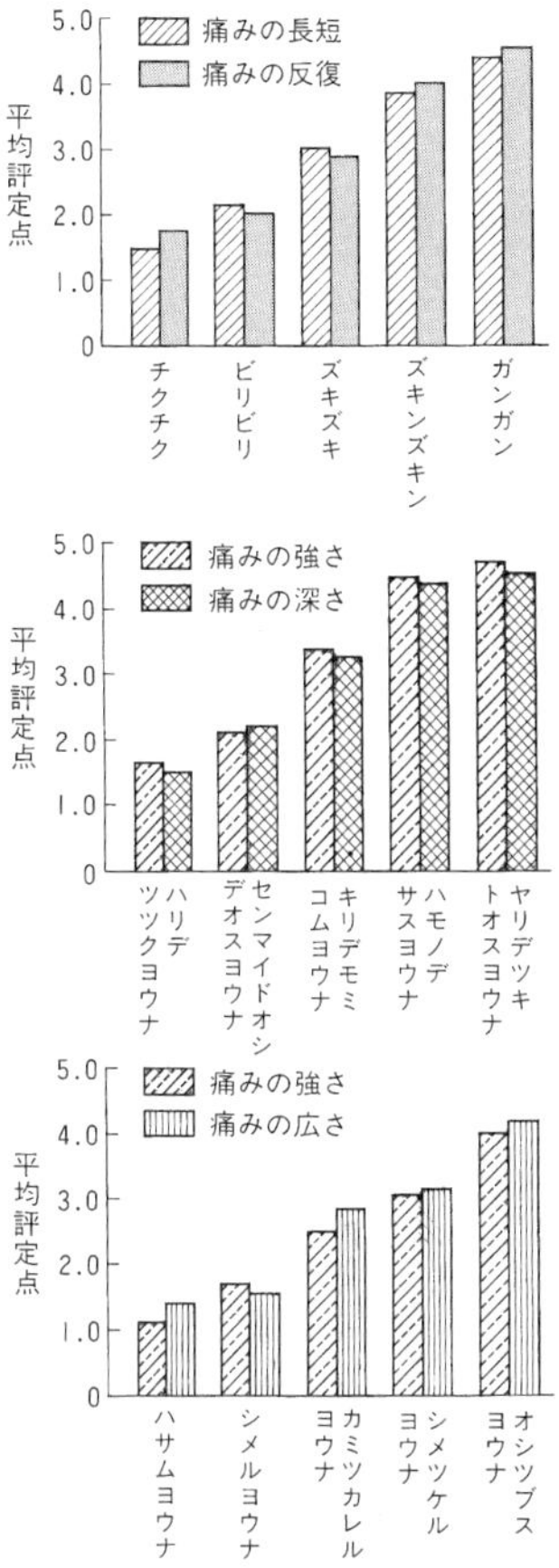

図2－2　中高年における痛みの表現語彙と感覚の関係

コムヨウナ、ハモノデサスヨウナ、ヤリデツキトオスヨウナ、と配列されます。最後に、痛みの強さと広さに関係する次元には、狭く弱い痛みからハサムヨウナ、シメルヨウナ、カミツカレルヨウナと続き、強く広汎な痛みには、シメツケルヨウナ、オシツブスヨウナという語が並びました。

大まかに分けて、私たちの痛みには三種類のものが存在することが、結果から明白でしょう。まず第一に、ズキズキ痛むということばに端的に表されているようなくりかえしのある痛みと、そうでない痛みがあげられます。つぎがいわゆる疼痛《とうつう》とよばれている痛みです。くりかえしのある痛みだと、反復の頻度に応じて、より痛く感じたりあまり感じなかったりするのに対し、くりかえしを欠く痛みでは、痛みの発信元は変わるべきものと思われます。疼痛ではより強い痛みは、より深部より発するように感じられることが、うかがえます。

他方これとは正反対の場合が存在します。それが三つめの痛み、いわゆる圧迫痛と呼ぶべきものでしょう。疼痛とは正反対に、感覚に奥行きがない。強くなればなるほど、からだの表面に広く、漠然とした痛みがはしる。なんとはなくとらえどころがないんだけれども痛いという、日ごろあまり感じることのない感覚のように思えます。でも臨床医によると、内臓痛は往々にしてこの形をとるのだといいますから、表現方法に多くの人間のあいだで一定の共通性があることは、たいへん意義深いでしょう。だって共通していなかったら、何をいっているんだか、きいているほうが意味をとれなくなってしまいますから。

さらにもう一つ、この結果から興味深いのは、反復する痛みを表す語と疼痛・圧迫痛を表す語とでは、言語学上、ことばのタイプがまったく違うという事実です。前者はすべてオノマトペ、すなわち擬音語・擬態語で構成されていることに、すでにお気づきのことでしょう。これは日本語固有の現象と思われます。もっとも世界の言語をくまなくチェックしたわけではありませんけど、今まで痛みの研究がなされてきた欧米では、見られない現象です。ちなみにチクチクは英語で flickering、ビリビリは pulsing といいます。この日本語固有の特徴が、実は高齢者の痛みの表現を、周囲にとってわかりづらいものにしている大きな原因なのです。

高齢者の痛みの表現の特色

図2－2に示した中高年の痛みの表現語彙と痛みの関係と、まったく同じ形式で、六五歳以上の年齢の高齢者を表したのが図2－3です。すると、もうおわかりと思いますが、第一番めにあげた次元の、痛みの長短の程度と反復の度合いの複合尺度に関して、擬音・擬態語を用いた痛みの表現の対応の仕方が、とてもあいまいになってきているんです。

中高年はチクチク、ビリビリ、ズキズキ、ズキンズキン、ガンガンがそれぞれ、固有のメッセージを持っていた。それが、高齢者ではどれも、互いに他との差異がよくわからなくなってしまっています。しかも面白いことに、じゃあ他の次元はどうなのかと目をやると、そうした「あいまい化」は起こっていません。疼痛、圧迫痛ともに、中高年とほとんど変化はない。反復のある痛みの擬音・擬態語による表現だけがおかしくなってきていることが、わかります。それを指して、臨床医の人々は、痛みの訴え方が不可解と感じていたのでしょう。

というのも、ふだん、医者に通うというのが、軽い病気や、高齢者なら腰痛とかそういった類のものが、圧倒的に多いわけですよね。圧迫痛や疼痛より、反復する痛みのほうが、症状として訴えるものは多分、数倍に及ぶでしょう。加えて医師のほうは、高齢者に対し、むずかしいこと

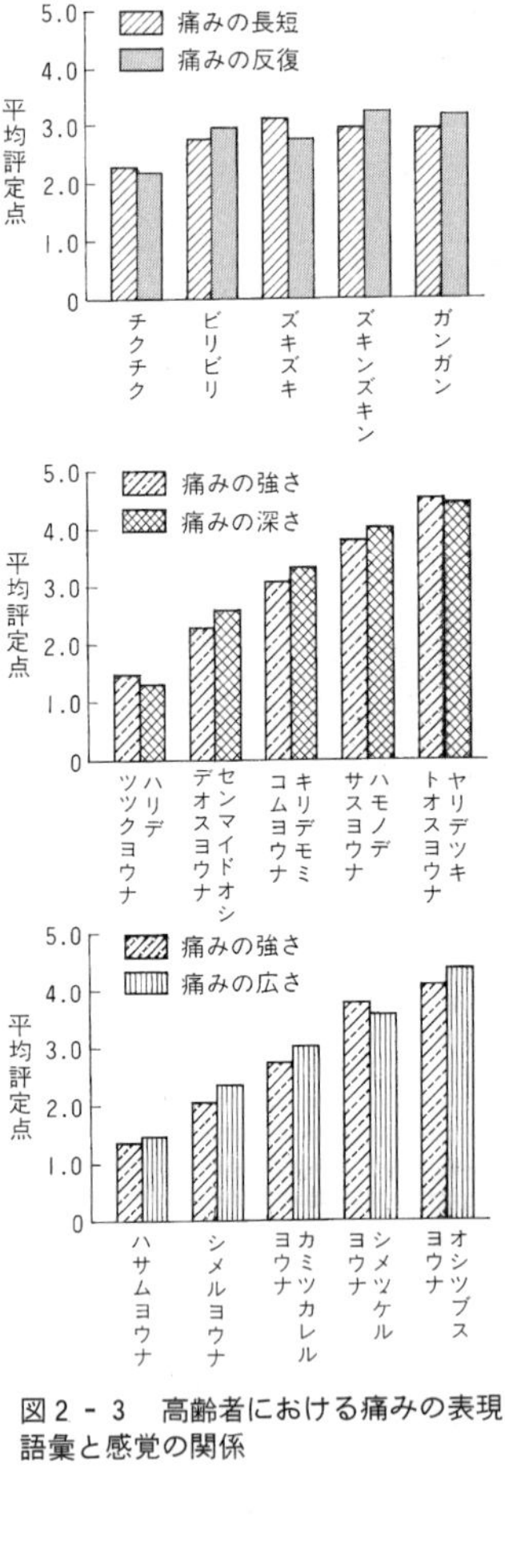

図2－3　高齢者における痛みの表現語彙と感覚の関係

ばづかいをするよりはむしろ、あえて擬音・擬態表現を多用しようとする傾向があるのではないでしょうか？　これは第四章で詳しくふれますが、年寄りというと、なんとなく、語彙が貧困で、子ども扱いしがちな面が無視できないように、思えます。

でも、今回の分析から明らかになったのは、臨床医が、高齢者とコミュニケーションを円滑にとるために多用する表現というのは、高齢者のメッセージがいちばん判読しにくい伝達形式なんだという、皮肉な事実であるらしいのです。それにしても、どうして高齢者は、反復する痛みを擬音・擬態表現することについても、中高年のようにコミュニケーションできなくなってしまうのでしょうか。

言語表現の身体性

この問いに対する答えは、やはりことばを用いて表現するというのも、なにがしか常に私たちの身体性を巻きこんだ行為であるからということになります。身体性と関連する以上、加齢に伴って身体機能が衰えてくると、影響が出るのは止むを得ません。ただ、ことばをあやつる場合だって、身体性を大幅に巻きこむ場合とそうでない場合がある。そしていちばん身体性と密接に結びついた表現行為なのが、擬音語・擬態語を用いた発語である。だから、加齢によって身体機能が衰えてくると、擬音・擬態表現からまず変化がはじまるのだ――というわけなのです。

もっとも、こういう考えが出てきたのは、そう古いことではありません。理論的にはじめて定式化したのは、アメリカの心理言語学者のデビッド・マクニールという人でした。かつては、ことばというのはからだと切り離して理解されてしかるべきもの、とみなされていた。だってそうでしょう。「赤い（a.k.a.i）」という単語は、色としての赤を指示していますが、語彙としての音の配列はまったく恣意的に配列されたものにすぎません。指し示す色の性状とまったく独立に、象徴的に、一つの色彩を表現しているんだから、言語行為にからだなんかが入り込む余地はないものと、考えられてきました。

ところが、マクニールと、彼の指導する研究スタッフたちは、恣意的に対象物や属性を指し示すと断定できる言語表現というのは、現実の会話場面をつぶさに観察すると、さほど数の上で多くないのではないかと、既存の考え方に疑念を呈したのでした。

たとえば、「自動車がすごい勢いで、壁にぶつかった」という事実を、誰かが誰かに告げたとしましょう。確かに、こうして発言を字にして、紙面で見てみると、恣意性と象徴性あふれる表現形式に違いありません。でも、実際にこれが口頭で述べられた場面では、身ぶりがつくことは一〇〇パーセントまちがいないでしょう。身ぶりといったって、べつにパントマイムのイメージ・ジェスチャーのように、何かをしぐさで意図して相手に伝えようというのではありません。思わず、からだが動くと書くほうが真実に近いでしょう。

マクニールは、こうした伝達をとりたてて意図していないんだけれど、発話に伴って起きる身体運動をこそ、ジェスチャーと呼ぶべきだと考えました。もっとも、ただジェスチャーと呼ぶのなら、既存のジェスチャー概念とあまりにまぎらわしいですから、自発的ジェスチャーと呼んで区別しています。マクニールによれば、言語表現のうち、象徴的側面は主として発話される音の配列によってになわれ、映像的側面は自発的ジェスチャーによって表現されるということになります。そして、私たちの用いる言語の語彙というのは、おおよそなにがしかの象徴性を有すると同時に、なにがしかの映像性を残している。前者はおおむね音で表現され、後者は自発的ジェスチャーで表される。むろんなかには、一〇〇パーセント象徴的な表現というのもあるにはあるでしょう。その場合、自発的ジェスチャーは生じません。逆に、一〇〇パーセント映像的な表現なら、これは口では言い表せないものに違いない。でも、ふつうは両方の領域に少なくともまたがっているのが、言語表現のあり方としては一般的であると考えられます。

擬音語・擬態語表現と自発的ジェスチャーとしての発声運動

さて、そこで先ほどの痛みを表す擬音語・擬態語表現です。前に、こういう痛みの表現の仕方は欧米にはないと書きました。ただ、こう書くと誤解を招くので補足をしておくと、そもそも欧米のことばというのは、世界的に見て、擬音語・擬態語の種類が非常に少ない言語体系に属するといわれているんです。今までの心理学の研究が、擬音・擬態表現の少ない言語文化の下で行われてきたから、日本が珍しく映るだけで、本当はよく調べてみれば日本語のほうがふつうのことばの表現方法をとっている確率は、たいへん高いのだと推測されています。

擬音・擬態表現は欧米語に乏しいものですから、あまり研究されてこなかったんですが、全世界的に豊富に存在するとなると、マクニール的言語観に、たいへんピッタリくる。だって、これが映像性をありあまるほど含んだ言語の表現形態であることは、火を見るより明らかなんですから。先ほど、「自動車がすごい勢いで、壁にぶつかった」という文を例に用いましたが、これとまったく同じ意味で、「自動車がバァーンと壁にぶつかった」と、われわれは口にするでしょう。「すごい勢いで」より「バァーン」のほうが、ぶつかった衝撃はより映像性を残していることは疑うべくもありません。こうした表現は欧米語には稀ですが、でも「バァーンとぶつかる」という文はそれ自体、日本語として文法的に正しいのです。

しかも話者の自発的ジェスチャーを観察してみると、「すごい勢いで」という表現のときより、「バァーンと」という語彙が口をつくときのほうが、はるかにからだがよく動くことがわかります。からだ全体をつかって、伝えたいこと、メッセージを表現しようとしています。

その際、表現の基礎となるのは、ですから広い意味での身体感覚なわけです。それが、いちばん近い感覚をとどめている音の発声で置き換えられるのだと、考えられます。

想像してみて下さい。「バァーン」という音を出すときには、大きく破裂音をひとつだしておいて、次にそれを長くひっぱるわけですよね。えもいえぬ感覚がのどに残りませんか？　なにか破壊的なフィーリングがのどに残ります。破壊的なフィーリングが残る種類の音の発声だからこそ、私たちは自動車がぶつかる衝撃を、バァーンという音で表そうとしたのに違いないのです。

まず目にし、耳にした経験がある。それをことばで表現するとは、まず自分のからだによって、表現しようとする経験をなぞってみる。象徴的側面は言語化される一方、映像的側面を、自発的ジェスチャーで演じ、かつある場合には、発声器官によって同じ感覚を生み出すような音声産出運動に置き換えて、擬音・擬態表現する。よく考えてみれば、自発的ジェスチャーに発声器官の運動そのものを含めたって、いっこうに支障はないでしょう。

ことばによる表現というと、身体機能とはまったくかけ離れた、脳で行われる認知機能だけが活躍する知的営為であるかのような印象を私たちは往々に持ちますが、そういうイメージでは、言語をたいへん矮小化してしまうとらえ方と言わざるをえないでしょう。ヒトは見たもの、さわったもの、味わったもの、嗅いだものを、考えたことと同時に、ことばにして相手に伝えようとします。ですから、社会によって共有された記号体系としての重要な役割を果たしているとはいえ、やはりきわめて私的な、からだを通した体験とぶつかりあう場があることを無視できないのです。

痛みの表現を支える身体運動の本質

こうした発想に従うならば、反復する痛みの感覚と、痛みをことばで表現する行為との関係は、どう把握できるのかを、考えてみることにしましょう。

まず語彙については、チクチクとかズキンズキンとかガンガンの産出という側面が一方に存在します。実際に口に出して、個々のことばを発音していただくのが、いちばんわかりやすいかもしれません。これらの音を産出するときに、一種名状しがたい感覚がのどに残ります。いずれもなにかしら、突っぱったような緊張感を伴うのではないでしょうか?

しかも、それぞれのことばが発声器官に残す感覚はいずれも、とても類似しているものの、やはり個々にユニークだと思うのですが、いかがでしょう。チクチクというのは、かなりマイルド。それがビリビリ、ズキズキとなると強度が上がっていって、ガンガンで最高点に達してしまう。

他方、なにか怪我をしたり疾病にかかると、私たちは痛みを感じるわけです。それをことばで表現するとき、むろん象徴的表現をとろうと思えばとれないことはない。でも、痛みのなかでもきわめて一般的である反復のある類《たぐ》いのものは、少なくとも日本では非常に直接的な映像表現をとるのが、今ではふつうになってきています。

実は今、私はこの原稿を、調査に出かけた先であるタイのバンコクの大学の宿舎で書いているんですが、日本で出発前にひいたインフルエンザをこじらせて、頭痛がひどいんです。そこで日本語を解さないタイの友人に、「頭がガンガンする」と話してみたんですが、やっぱりガンガンと言うと、それで向こうも痛みの程度がどれくらいか了解できるんですね。擬音・擬態表現のこうした便利さというのは、やはりコミュニケーション上、無視できない性質でしょう。

さて、私が「頭がガンガンする」と言うとき、こころのなかでどういう情報の授受がなされているのでしょう。受けている痛みの感覚の強さに応じて、それ相応に強い緊張感をのどにもたらしてくれる痛みを表すことばを捜し出す作業をしているのです。私の場合、痛みは最高潮に達しています。だから、最高に強い感覚を発声器官に生み出すことばと、その痛みを対応づける。結果として、ガンガンが出てくる。もしこれが痛みがひいてゆくなら、より緊張感の低い語へと、表現手段は移行していくことでしょう。

こういう変換が可能なのは、われわれの音声言語を産出する器官というのが、元来とても精巧にできていて、感受性に富んでいるからにほかなりません。考えてもみて下さい。日本人は一秒間にだいたい、アイウエオと五音発音することができるとされています。五音といっても、たいしたことはないと感じられるかもしれませんが、個々の音を絞り出すとき、のどの形状は音に応じて、微妙に変わらなくてはならない。しかも、いちいち空気の流れをいったん遮断しないと、音は切れません。発声器官はいわば、カメラみたいな精密機器といえましょう。一秒間にシャッターを、五度、切れる。しかも一回ごとに自動的に焦点、露出、シャッター速度が適正に調節できる装置だとイメージしていただくと、どれほど精巧なものか、少しはわかっていただけるかもしれません。

それだからこそ、からだにどういう痛みが発しようと、それを程度に応じてうまく音表現に変換することができるわけです。擬音・擬態語というのは、複雑な音をつくりだすのどが、その発生装置として獲得した精密性そのものに依存して完成させた、情報伝達の様式なのです。そして、のどの構造と運動の精密性に、ひとえに依存していますから、欠点も出てきます。それが何かというと、加齢による発声器官の老化という問題に行きつくのです。

加齢による痛み表現の変化

発声器官をカメラのように仕立てあげているのは、基本的に筋肉の緊張によっているんですね。声帯という、音声言語の個々音の基本となる要素をつくりだしている組織も、筋肉のうすい膜にすぎません。また、のどの内部というのも、非常に微妙かつ必要に応じて巧妙に緊張度を変える筋肉で、すべてがつくりあげられているわけです。そして、うすい筋肉というのは、われわれのからだのパーツのなかで、いちばん加齢の影響をうけやすいもののひとつであることは、否めない事実なんです。年を重ねると、張りがなくなってくる。

よく化粧品の宣伝で、中年女性向けに、「お肌にいつまでも張りとうるおいを……」というコピーが流されているのを、目に耳にされることと思います。でも、「張りとうるおい」がなくなってくるのは、目に見えるところのお肌とは限らない。のどだって、まったく事情は変わりません。

それがなにより証拠には、年を重ねてくると声の調子がてきめんに変わってくることに、誰しもお気づきなのではないでしょうか。音が低くなってくる。しかも声に張りがなくなる。いわゆるダミ声というのに、近くなる。あれはすべて、のどのお肌に張りとうるおいがなくなりはじめたことに起因しているわけです。

さらに、話すテンポがゆっくりになるかもしれません。先に書いたように、のどというのはカメラみたいな構造をしています。一音一音を、シャッターを切るようにして、生み出してくれる。そのシャッターを切るテンポが、若干間延びしだすのです。今までのように、ストンと切れなくなっている。

世の中にはひどい誤解をする人がいて、年を重ねると話をするテンポがゆっくりになるのは、高齢者の「言語能力」そのものに衰えが生じてくるからだと、平気で話をしている人を見かけますが、実は「身体能力」の衰えによる現象にすぎないことが多いんです。このあと、おいおい書いていきますが、年をとったからといって「言語能力」自体が衰えるという証拠は、意外にありません。

ことばだって、どんな知的行動だって、最後にそれらが具体化されるには、からだで表現されなくてはならない。ところが身体機能が衰えると、あたかも身体行為によってになわれている知的能力まで、衰えてしまったかのように見えてしまうんですね。

高齢者の反復する痛みに対する擬音・擬態表現があいまい化してしまうのは、まさにその典型例といえましょう。加齢に伴って、発声器官は老化すると書きました。結果として、声の質が変わり、しゃべるのがゆっくりになる。でも影響はそれだけにとどまりません。

ことばを発したときに、のどに残る個々の音に結びついた感覚が、鈍化してきます。やはり、筋肉の緊張が、かつてほど高くないことに起因していると考えられるでしょう。するとたちまち擬音・擬態表現に影響してくる。というのも、チクチク、ビリビリ、ズキズキ、ガンガンの感覚上の差異化がむずかしくなるからです。

今までなら、ズキズキと口にしたときに残る感覚は、ガンガンと確かに違うものだった。ところが、どの音を出してもその緊張は、なんとなく同じような思いがして、メリハリがつかなくなってくる。境界が不明瞭になって、あいまい化するんですね。そこへ、あるとき、からだに痛みがおそったとしましょう。反復性のものだった。さあ、からだのなかで痛みを強度に応じて、ふさわしい語彙に対応づけする作業がはじまる。でも適切なことばが、絞りきれなくなってしまうんです。

どれもなんかしっくりしない。かといって、どれでも、なんか当たっているような気がする……。しかし、なんとなくあいまいな気分の高齢者を相手にする臨床医には、そういう事情は知るよしもありません。患者さんの訴えがよく理解できないと、ぼやく羽目に陥る。わからないことばを捜しあぐねているんですから。あげくのはてに、この患者さんはさして痛くもないのに、大げさにわざと装って、周囲の気をひこうとしているんじゃないか、なんていう解釈が出だすと、双方にとってたいへんな不幸がはじまりかねませんね。

擬音・擬態語は口にしやすいので、日常、非常に多用される表現です。とくに高齢者に対するとき、われわれは、相手の言うことが理解しづらいのではという、過度の恐怖から、ついつい使おうとする。そこに、とんでもない落とし穴があるということを、わかっていただけたらと思う次第です。

アフォーダンスの知覚としての痛みの言語表現

図2－3に再度、目を通していただければと思うのですが、疼痛や圧迫痛に対する表現に関しては、高齢者と中高年との間にまったく差がないわけなんです。表現の形式だけをみれば、疼痛や圧迫痛の場合のほうが、使われている単語ひとつをとってみても、むずかしそうなものが入っ

ているわけです。なんとはなしに、「こんな表現、とても年寄りには無理なんじゃないか」と感じてしまう。でも、そこが落とし穴なんですね。「こんなむずかしいものだと、年寄りには無理」という点に、加齢に対する誤解がある。

疼痛や圧迫痛の表現に含まれている語彙をみて、そもそもどうして私たちは、むずかしいことばづかいだと感じるのでしょうか？

痛みの表し方の象徴性が、高いからなんですね。それに比べると、オノマトペで表すのは映像的です。象徴性が高い表現ほど、私たちは高等だと思っています。その考えは、あながち誤っているとはいえないでしょう。でも次に、「年を重ねると、高等なことほど最初にできなくなる」と考えるとしたら、それは途方もなく誤った発想なんです。

なぜ、私たちは象徴性が高いと高等と受けとめたのでしょう。それはおそらく、身体性の関与が少ないからだと思われます。映像的であるほど、逆に身体性の関与の程度が大きい。つまり象徴表現というのは、あまりからだが介在しない認知・言語機能の独立した働きの産物として産み落とされたものであって、きわめてヒトに特有な知的営為といえる。ヒトにのみ可能な行為だから、高等と判断しているわけです。

しかし、人間が年をとっていくときは、実は、まず、からだから衰えだすんです。ですから、知的行動への加齢の影響は、身体性の関与の高い部分に先に出てくる。その部分はとりもなおさず、私たちが従来、あまり高等な知的営為とみなしてこなかった領域に当たるわけです。にもかかわらず私たちは、年を重ねるとまず高等な知的領域から衰えるという偏見を抱いていますから、高等でない領域ですら衰えはじめた高齢者をまのあたりにすると、「こんなこともできない」と、とんでもなくろうばいしたりする。結果として、その人自身をはなはだしく誤解しはじめることとなります。

しかも、痛みのオノマトペ表現がうまくできなくなることと、深いところで結びついているんです。だからこそ第二章に、あえてこの話題を持ってきたわけです。

バーの実験では、ある高さで行く手を阻んでいる一本の棒を目にするところから、すべてはじまったわけですよね。それを、目撃者は自分がまたげるのかくぐるのかという、選択肢にひきうつして決定を下すわけです。大切なのは、選択肢が目撃者当人の行為の可能性にあるという点です。「またげるバーの高さの範囲は、この程度まで」という身体感覚を当人は持っている。その感覚と、目で見た遠くのバーの高さの感覚が、どれくらい同じか、あるいはどれくらい違うかを判別しなくちゃならない。

他方、痛みの表現では、まず「からだのどこどこが痛い」という感覚が生ずるわけですね。次に、当事者は痛みの程度を、もうすでに書いたように、発声器官の緊張度で置き換えようとする。「かくかくしかじかのオノマトペで表現したときの、のどの緊張感が、今の痛みに対応する」という判断を行っている。ですから、「ある特定の種類の声を出す」という行為の可能性の枠組みのなかで、痛みを甘受しているといえる。痛みにもアフォーダンスを知覚している、とも書けましょう。

高齢者が痛みを思うように表現できなくなってくるのは、やはり、このアフォーダンスの知覚と、声を発するという現実の自分の行為とのあいだにズレができてしまったことに由来すると、考えられるのです。

言語音に対するアフォーダンスの知覚

しかもやっかいなことに、単に痛みの知覚にとどまらず、広く言語音を聞きとるさいに、われわれは、同じようなアフォーダンスの知覚を行っていることが明らかとなってきました。言語学者や文化人類学者のあいだで、古くから「音象徴（サウンド・シンボリズム）」という名で呼ばれている現象の存在が、知られています。

ことばというのはまちがいなく、地域・文化によってそれぞれが互いに異なるのですが、それにもかかわらず、ある種の表現は非常によく似ている場合がある、といわれてきました。たとえば、舌に刺激的な辛さをもたらすスパイスは、どんな地域でも「p」ではじまる単語で表されることが、圧倒的に多いとされています。トウガラシのことを、スペイン語では「ピメンタ

pimenta」といったりする。また中米の一部の地域では、俗な表現として「ピリピリ」ということばを用います。日本語の刺激的辛さへのことばと、そっくりなんです。また「pi ピ」という音は、どの言語体系でも、鋭さや素速さなどの感覚を表出する語として用いられることの多いのがわかってきています。

pと対照的なのが「mu ム」という音です。こちらには、こもり感とも言うべき感覚が、常々、ついてまわります。日本語の「むれる」「むろ（室）」、英語だと「murmur」などが、それに当たるでしょう。一方、「k」ではじまる音は、硬いというイメージとたいへん強く結びついている。柔らかそうなものに、「ck」が頭にくるような音の単語が対応するなんて、私たちにはなかなか想像しにくいんですが、どうもそういう想像しにくさというのは、万国共通であるらしい。

それでは、世界の言語は何千種類に分類されるほど多種多様であるにもかかわらず、どうしてここで紹介したような共通性が生じてくるのかというと、言語を支えている音自体が聞く者に喚起する感覚が、かなりの程度に普遍性を持っているからではないかと、もう半世紀以上も前に、言語学者や人類学者は考えたのでした。言語において、個々の単語が象徴性を有しているのは、当たり前のことです。だが、単語を構成する単位である音のいくつかは、それ自体になにがしか象徴性を持って、聞く者に働きかけている。実は単語の持つ象徴性は、単語を成り立たせている音の与える象徴性の枠内で、規定されているのではないかと、みなされるようになってきているのです。

　そして、音象徴の普遍性の理由を追い求めていくと、やはり個々の音を耳にしたとき、音を聞いた者が、自分自身、常に産出する際に味わう感覚との関連のなかで情報処理しているからだ、という事実に、行きついてしまいます。

「p」の場合、この子音は破裂音で、いったん唇を閉じた後、迅速に上下に開き、一気に息を吐き出さないと、発音できません。同じく「i」を産出するのにも、唇を左右にひっぱることによる、口輪筋の強力な収縮が不可欠です。「p」と「i」が結び合わさると、なにかとがったものとかスピードのある感じを、ついついイメージしてしまうのは、音の感覚のなかに、私たちが自分たちの発声という行為の可能性の意味を、見出すからでしょう。

　また「m」という音をつくるためには、両唇を閉じて鼻息を鼻のほうへ抜かなくてはならないため、空気がのどの奥で停滞する独特の感覚が生じます。

　逆に「k」は、のどの奥をならすように発しないと、めざす音となってなかなか出てきません。「きっちり」「からっと」「くっきり」……いま思いつくものを無秩序に並べたてても、やはりニュアンスとして相通ずるものがあるのが、おわかりでしょう。かといって、どういうニュアンスかと説明せよといわれても、窮してしまうんですが、窮することでかえって、ことばをあやつるとは、意味を字義どおり把握するだけにとどまらず、「体得する」部分が大きいことを改めて実感させられると思うんです。それこそ、アフォーダンスを知覚して、われわれが言語的コミュニケーションをこなしている部分なんだという結論に、たどりついてしまう。

しかも、高齢者がからだの加齢変化によって、苦手としだすのは、まさにこの、ことばを「字義にとらわれず、からだでしかわからない感覚的ニュアンスを伝える道具」として、伝える領域なんだということは、しっかりと認識しておかなくてはいけないでしょう。

ひらがなはむずかしい

なんといっても、ことばをあやつる技能が変調をきたすと会話にとどまらず、文字を介して日常生活での情報授受全般に大きな影響を発揮してきます。日本語に関する限り、高齢者が苦にするのは、漢字よりも、かななんです。どうしてかというと、かな文字で書かれたメッセージを目にしたときには、たとえ音で入力していなくとも、受け取った側は通常、いったん情報を、音に替えるからだと思われます。まず耳でことばを聞いた状態へと、情報を変換しておいて、それからおもむろに、その情報の処理をはじめる。ところが漢字を見たとしても、音韻化はなされない。別のルートで、情報処理の次のステップへ進むと考えられている。

そこで思い出してほしいんですが、高齢者がことばの認識について苦手とするのは、身体性が関与する部分だったわけですよね。身体性とは、自分自身の発声行動の情報と、入力してきた情報との参照のような形で介在します。すると、かな文字のほうが聞き手のこころのなかでいったん音韻化されるだけ、漢字よりよけいに多く、身体性と付き合うことになってくるはずなんです。

具体的に、次のような実験をしてみました。課題は、いたって簡単です。カードを見てもらいます。一つの文章が書かれています。それを黙読してもらって、文が日本語として意味をなしているか、なしていないかを判断してもらう。カードを呈示して、判断できたらただちに合図してもらい、判断に要した時間を測定して、中高年と高齢者で比べてみたのでした。

カードには、こういう文が書かれてあります。

「駐車をきんしする」また、「駐車をえんしする」という文も、別のカードには書いておきます。同じように、「犯人をたいほする」「犯人をしんぽする」というのもある。こういうペアから成る無数のカードで、「かなグループ」が形成されています。

もう一群のカードには、「かなグループ」と同じ文が、今度は漢字で書いてあります。「駐車を禁止する」「駐車を近視する」「駐車を遠視する」とか、「犯人を逮捕する」「犯人を退歩する」「犯人を進歩する」……といった具合です。これを「漢字グループ」と呼ぶことにします。

さて、カードを一枚ずつ見せてから、回答がかえってくるまでに、どれだけの時間がかかったかを整理してみたのが、図2－4です。ちなみに、正しい文の書かれたカードだったのに、まちがっていると答えたというようなケースは、ほとんどありませんでした。

するとやっぱり、かなグループのカードを呈示したときのほうが、時間がよけいにかかっていることが明白です。被験者は黙読するわけですが、かなだと、見ただけでは表現していることの意味が、よく把握できないらしい。結果として、いったん音にして、単語が文中に、適切に入るかどうか検討する必要に迫られるんだと想像できます。しかも、中高年と高齢者を比べてみると、高齢者のほうがたいへん長時間を費やさないと、文が意味をなすかどうか判定がつきかねていることが、明らかです。文字から音をつくる運動に、手間がかかることがうかがえるでしょう。

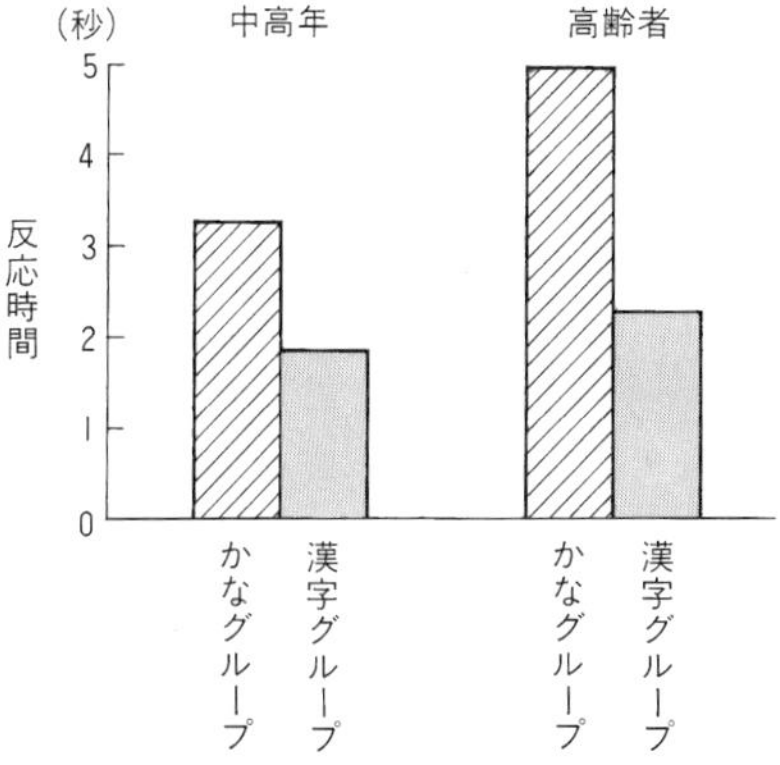

図2－4　中高年と高齢者における，かな文字と漢字への感覚の比較

しかし、です。高齢者の「漢字グループ」に対する成績に注目して下さい。中高年とまったく遜色のない結果が、出ているんです。とりもなおさず、加齢に伴って衰えたのは、身体運動の能力であっても、言語認知能力ではないことが示唆されています。だって、言語認知能力も衰えたのなら、漢字グループでの回答に要した時間も、中高年より劣っていなくては不自然というものでしょう。

オノマトペによる痛み表現と、象徴度のより高い痛み表現に通ずることですが、われわれはややもすると、かなのほうが「やさしい」から、高齢者へのコミュニケーションの手段に向いていると、発想しがちになっていないでしょうか？　そこでいわれる、やさしいとは、いったい何なのか。もし、加齢の影響は、知的次元では高次な情報処理からまず出てくると、無条件にみなしているとしたら、とんでもない偏見だと言わねばならないでしょう。

漢字黙読の効用

実験から明らかとなったこのような結果は、最近の神経心理学からの知見とも一致しています。東京女子医大の岩田誠氏は、読み書きに関わる神経機構として、二つの回路があって、それぞれが独立して情報処理を行っているという考え方を提唱しておられます。岩田氏は、一方を「音韻読みの過程」、もう一つを「意味読みの過程」と命名しておられます。前者でかな文字が解読されるのに対し、後者では漢字が処理されるとみなされている。

いずれの場合も、まず文字が呈示されると、情報は視覚領域に入っていくのですが、かなだと、次いで「左角回」と呼ばれる部位に伝達され、そのあと感覚性言語野へと、回路がつながっているという。ところが、視覚機能と言語機能とを中継している左角回は、また文字を音読する働きをすることが判明しています。文字は脳のなかで、いったん音に転化して、その後しかるべき言語処理がされているらしい。しかし、漢字を呈示してやっても、情報はここを経由しない。視覚イメージを扱う左側頭葉下部と呼ばれる領域を通って、言語野へ入っていく。刺激は音としてではなく、視覚構成的に操作されるのだろうと、岩田氏は推測しておられます。

おおざっぱに書くと、音韻読みの過程というのは、身体運動をつかさどっている脳の部位の近傍を通り、意味読みの過程は体性感覚と深く関与している領野を経由していきます。運動機能がそこなわれると、前者の機能は著しく低下します。けれど後者は、あまり影響されないことが多い。端的に音読には苦労するものの、黙って漢字を理解する（黙読ですね）には全然こまりません。ですから加齢によって、まずからだを動かす働きが衰えはじめたとき、この特性を活用しない手はないと思えてなりません。

そもそも黙読（とくに漢字の）は、日本では特異的にたいへん深く、文化的に根づいた言語行為であるらしいんです。欧米の言語というのは、原則はアルファベットによる表記ですから、どうも黙読についての歴史は、さほど古いものではないといわれています。四世紀末から五世紀初頭に書かれたアウグスティヌスの『告白』という本に、ミラノ司教であったアンブロシウスに関するエピソードが書かれていて、本を読んでいるはずの彼の書斎から何も聞こえてこないので、見にいったら、なんと声を立てずにページに目を落としていたので、こんな読み方もあったのかと、びっくりした、とあります。ある説では、これが黙読のはじまりだという。

しかし日本を考えてみて下さい。そもそも、文字を持たなかったところへ、中国から漢字が伝来しました。古代日本人は、中国語の原文そのものを読んで理解していた。そのあと漢字一つ一つを日本語にオリジナルにあてはめて、万葉がなをつくっていきます。じゃあ最初のころに、漢文をどうやって読んでいたかというと、音読していたとはとても想像できないのではないでしょうか。

黙って意味読みすることに長《た》けた文化が育《はぐく》まれる土壌が、歴史的に早期から形成されていったに違いありません。今ですら、中国の人と会うと、会話はできないものの、筆談でけっこう意思疎通をはかってしまいますよね。高齢者とのコミュニケーションの秘訣は、あの筆談法にあるのかもしれません。運動障害が生じて口がきけない高齢の人に対し、かな文字を呈示して、文をつくってもらい、意思を確認するコミュニケーション法などを見かけますが、言語領域の損傷が少ない限り、視覚を介して直接的に意味を解読できるルートを確立するほうが、相手には負担が少ないように、思えます。

からだは動きづらくとも、高齢者のこころのなかの認知の技能そのものは、しっかりしていることが大半です。ただ、からだの不自由さが、こころをも不自由にする側面がある。それを解放するように、こころを砕くことは意外に失念されているのかもしれません。そして失念している結果として、誤ったイメージどおりの「不自由な高齢者」が本当にできあがっていくのかもしれない——そのあたりを、ひきつづき書いてみたいと思っています。

第三章　高齢者は感情に乏しいか？

情と知の区分

前章までに書いてきた内容を改めておさらいすると、加齢による身体機能の衰えが、知的側面に少なからず影響し、「こころが変化した」という印象を導く素地を形成することがあると、要約することができるでしょう。私たちはふつう、こころとからだをおのおの独立して機能する単位として考えがちなんですが、実際は決してそうはっきり分けられるものではないらしい。なんといっても、あらゆる知的機能は、からだを媒介にしてはじめて、目に見えるかたちとなってあらわれる。ですから、たとえ能力は潜在的に完璧に存在したところで、具現化する手段が機能不全を起こすと、まわりには、能力自体が衰退したという感じを与える事態にいたるわけです。

それは、ことばの産出に関しても例外ではありません。言語による表出を題材として取り上げたのは、なんといっても、ヒトの知的な働きが、ことばをあやつることによって担われているとみなされているからに、ほかなりません。でも人間のこころは、「知」だけで占められているわけではありません。「知」はおおよそ、コインの片方の一面にすぎない。裏面を考える必要が、常にあります。

「情」すなわち感情的側面です。夏目漱石は「智に働けば角《かど》が立つ。情に棹《さお》させば流される」と書きましたが、感情を認知と対比的に把握するという点では、現代の心理学者も明治の小説家もなんら変わりはありません。ヒトは思考し、学習するばかりでなく、怒り、悲しみ、喜ぶ存在でもあります。それでは、年齢を重ねるに従って、人間の「感情」の領域には、どういう変化が起きるのか、というのが本章のテーマです。

というのも、世の中にはなんとなく、「われわれは年をとるにつれて感情が乏しくなる」という考え方が流布しているという事実を否定するのは、不可能だと思うんです。端的には、表情が乏しくなる。まず、しわが深くなってきます。表情というのは基本的に表情筋の収縮によって形成されるわけですから、しわが深く刻まれだすと、筋肉の動きがおのずと判別しづらくなってきます。だから顔の動きが、物理的に見えにくくなるという可能性は認めなくてはならないでしょう。

しかし、単に表情を支える形態的資質の加齢変化ばかりでは、説明しきれない問題がある、とみなす気配が濃厚に存在します。とかく高齢者はレスポンスが遅いと指摘されがちです。もっときついことばを用いる人は、反応が鈍いとまで極言する始末です。しかも、反応の強弱の「めりはり」も欠くという。

もうひとつ、これと対をなすものとして、「年をとると、性格が顔に出る」という表現もしばしば耳にします。若いころ、きついことばづかいを多用していた人は、加齢するにつれて、顔そのものがきつくなっていくという。逆に、やさしい物言いばかりしていた人は、柔和な顔立ちにおちつく。きついことばを口にする際には当然、けわしい表情が伴うと考えられます。むろん若いうちは、きびしい物言いをするときだけに、きつい表情は表出され、すぐに消失していた。ところが、長年にわたって、反復して同じ行為を実践しているうちに、頻繁に形成されていた表情が固定化して、ふだんの顔立ちそのものが、変わっていってしまうという発想です。

こうなると、もう「ふつう」の表情を見ただけで、「わあ、この人はきつい表情をしてる」という印象を周囲の人に植えつけてしまうのだ、という――この考えも、加齢が表情を乏しくするという前提に立っている点では、高齢者のレスポンスの遅さを指摘するのと、共通しています。要するにその場の状況ごとの、表出パターンの動きを欠くというんですから。

また実際に、周囲から働きかけたのちに、働きかけをどう感じたかがわからないという感想は、少なくとも高齢者の介護にたずさわっているような人々には、コミュニケーションを円滑にすすめるうえで深刻な障害となっていると思われます。そのわりには、いったい、どこに問題があるのかが研究されたという話は、あまり耳にすることはありません。

ただ、ひとつの有力な考え方として、誰とはなしに主張されているのが、「加齢すると感情の起伏そのものが乏しくなる」という説なわけです。そもそも表情というのは、背後にある感情のバロメータとして、その強度に応じて時々に、陰影をつけてつくりだされるものなのですから、表情にめりはりがなくなった原因を、感情の起伏の消失に求めるのは、実に自然な推論といえるかもしれません。ただ、目下のところ、この説はたいへんよく知られた考え方ではあるものの、実際に証明したという話は聞いたことがまったくありません。純然たる推測の域を超えない考えにすぎない。本当にそういえるのでしょうか。

そこで、とりあえずあまりに有名なこの仮説を検証してみようかと思いたって、以下の実験をはじめたのでした。

ビデオ視聴実験

具体的には、さまざまな種類の表情のなかで、笑いにテーマを絞って実験することにしました。やはりなんといっても、人間関係を円滑にし、コミュニケーションにプラスの役割をはたす感情表出として、これにまさるものはないだろうと考えたからです。こちらからの話しかけに対し、相手がにっこりとほほえんでくれて、悪い気のする人は、まずいないでしょう。また、たとえ二人が気まずい雰囲気におちいっても、周囲でこっけいなことがあって同時に笑うような事態にたまたま立ちいたると、それだけで今までの緊張がほぐれたりもする。

反対に、笑いが不自然だと、それだけで相手との会話がぎこちなくなったりすることも、しばしば経験します。しかも、高齢者が周囲の働きかけをどう感じとっているのかよくわからない、という訴えを少していねいに聞いてみると、「こっちが何をしたところで、笑ってくれない」という内容のことがもっとも多いという印象を受けるのです。「もっと積極的に反応してくれたら」、つまり「もっと笑ってくれたら、やりがいがあるのに」というのが、介護する側のこころの底に願いとしてある。

これは、とても切実な要求だと思われます。むろん介護に従事する人々は、自らの行う行為の意義を十分に認識している。しかし、いくら理屈でわかっていても、高齢者に働きかけて正の反応が乏しいと、やっぱり励みになるものを欠いてしまうのです。現実の達成感というものは、現場でのフィードバックがないと、なかなか得にくいものなのでしょう。

実際のところ、高齢者はやはり笑いの動因となる、おかしみを感じること自体、少ないからなのでしょうか。あるいは、どうすれば笑いにかかわる周囲との潤滑油の役割をはたす感情表出の手段を、確保できるのでしょうか——こんなことを考えながら実験をはじめたわけです。

分析するためには、ともかく高齢者の笑いを記録し、それを若年層と比べてみなくては、おはなしになりません。そこで笑いを収集するため、テレビのお笑い番組を視聴してもらうことにしました。

対象となったのは、市営のデイケアセンターに定期的に通ってきている平均年齢七〇・五歳の男女あわせて二二名です。ひとりひとり、個室になっているブースに入ってもらい、平均して長さが一〇分間のビデオテープを計二〇本、呈示しました。

一試行ごとに、一本のビデオを流し、一日に二試行以上を行うことは決してありません。番組を見終わると、その内容をどのくらい面白く感じたかを、一〇点満点で答えるようにお願いしました。最高に面白いときが一〇点、反対だと一点をつけることになります。

もちろん同じ実験を、若年層についても実施しないと、高齢者の特徴をうんぬんすることはできません。そこで、まったく同一のテレビ番組のビデオテープを、平均年齢二〇・六歳の学生男女計四五人にも視聴してもらい、対照群としました。

番組内容の評定も、高齢者に対するのと同じ要領で行います。面白さの点数を、高齢者群と対照群で比べてみたら、笑いを産み出す原動力となる、おかしみの感じ方そのものが、加齢によって変化するのかどうかが、はっきりするのではないかと仮定しました。ただし選定にあたって、もし個々のビデオの内容をも相対評価で採点してしまうようなことが起こると、高齢者群と対照群で比べることの意味が、失われてしまいます。一日に一試行を超えて実施することはないので、そんな可能性は少ないと思うのですが、それでも「今日の番組は、前日より少し面白いから、××点」というように採点したとすると、おかしみの感じ方のレベルに違いがあっても、検出できなくなってしまうおそれが出てくる。ですから、おのおのの映像を絶対評価で判定するようにと、くどいほど念をおしました。

筋電図による笑いの定量化

さて、刺激に対して生ずる感情の定量化は、質問紙で調べるとして、現実の笑いの表出そのものを、どう量的に表すかということが、問題として残されたままです。とりあえずビデオ映像呈示中は、被験者を常にモニターし、一〇分のあいだにどれほどの頻度で笑いが生ずるかを、数えることにしました。といっても、これだけでは不十分なのは明々白々です。同じようにおかしみを感じたとして、それが高齢者群と対照群で、同じような笑いの行動となって出てくるかどうかが、調べられないといけません。

そこで、ビデオ視聴中の被験者の口のまわりの筋肉（口輪筋）の笑いの際の収縮の程度を、筋電図を用いて測定することにしました。筋電図というのを簡単に説明すると、筋肉の動き（収縮）を電気的に記録したグラフとみなしていただけると、どんなものか想像できるのではないかと思います。動きを調べたい筋に、表面電極をつけます。今回の場合だと、口輪筋がそれに当たります。誰だってそうですが、笑うとなにがしか、目と口がつぼまりますよね。とりわけ口の動きは顕著です。ですから、表情がどれほどの動きを伴って表出されたかを、口輪筋の収縮の程度を指標にして、測ろうと思いたった次第です。

もちろん、口の動きが激しいと、筋電図上に大きな変動が生じます。変動した量を数字で表すことで、笑いの顕著さとみなすことにしました。目の動きのほうは、今回に関しては無視してあります。「口は笑っているが、目は笑っていないこともある。とくに高齢者で、多いのでは」という可能性を検討するのも、たいへん興味深いテーマだと思うのですが、目の筋電図を採るというのはかなりむずかしいので、将来の課題として、残してあります。

さて、筋電図上で、高齢者群と対照群の笑いには、はたして本当に差が出てくるものなのでしょうか？

結果が、図3－1に示されています。呈示した二〇本のビデオが、グラフ中の一つ一つの点となって表され、その内容によって生じた笑いに伴った筋運動の程度に対応するのが、縦軸に示された数値です。むろん数値が大きいほど、動きが激しかったことを意味しています。もう、おわかりと思いますが、全体として、対照群のほうが、二〇個の点は縦軸に関して、高い値を示す傾向が明白です。ちなみに平均値は、対照群で七・三であるのに対し、高齢者群では四・八でした。

高齢者は笑いに乏しいことが裏づけられています。

それでは、笑いが乏しいのは、そもそもビデオを見てもおかしみを感ずる程度が、小さいからなのでしょうか。この問いについての答えを与えてくれるのが、図3-1の二〇個の点の、横軸

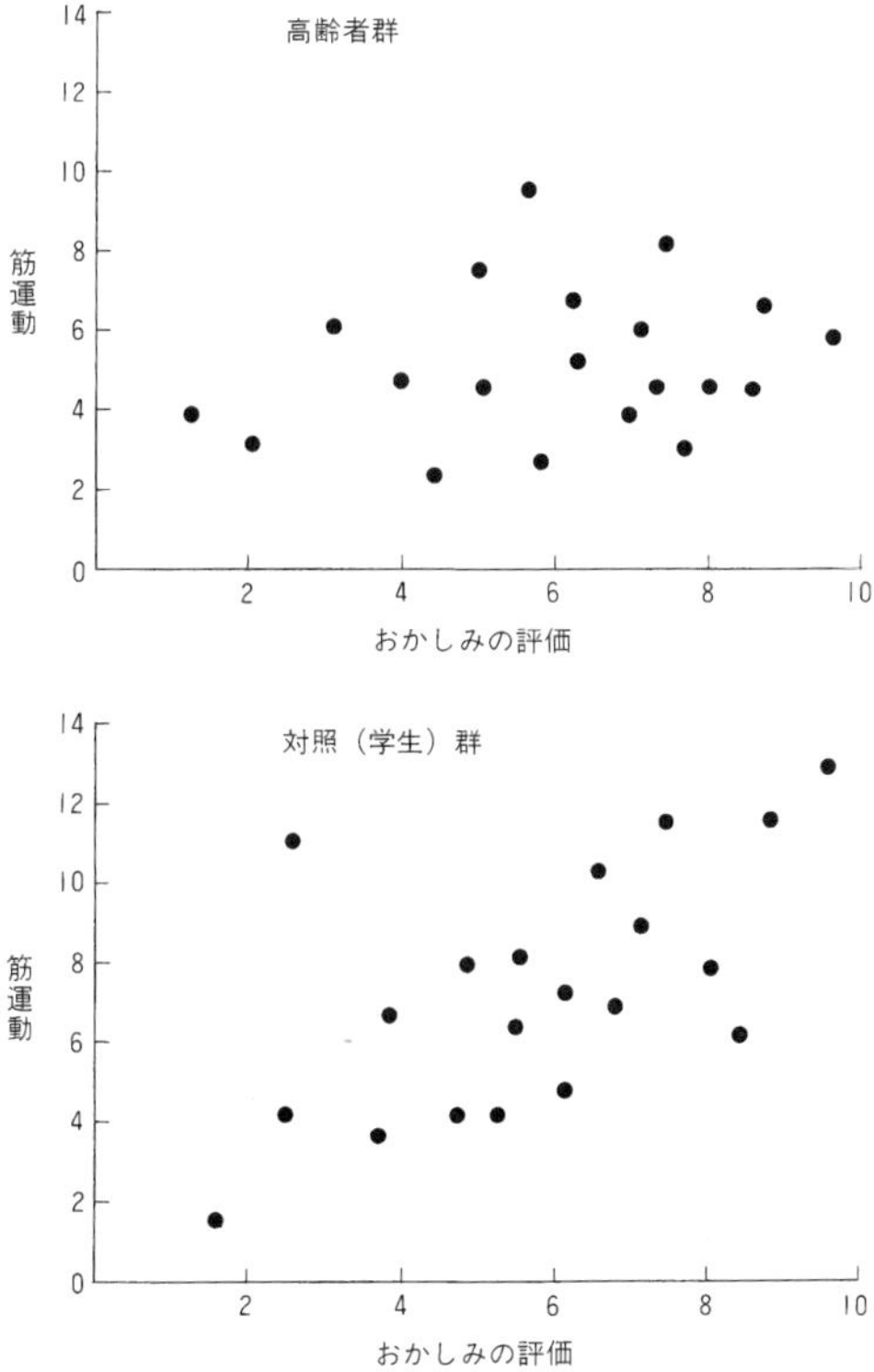

図3-1　笑いの表情と，感じたおかしみの程度の関係．高齢者群と学生群（対照）との比較

の値に関する分布のパターンだと、考えられます。横軸は何かというと、各ビデオを見た際に感じたおかしみの評定点の平均値が、表されているんです。もし高齢者がビデオを視聴した際、そもそも内容がおかしくなかったから、あまり笑わなかったのだとすれば、二〇個の点が、高齢者群では横軸に関して左方向に偏ってなきゃいけないでしょう。けれども、そうした傾向はまったく見られません。

そもそも、二〇本の番組に対する平均評定点は、高齢者群で五・八点、対照群で五・六点と、全然差がない。またビデオ放映中の一〇分間の笑いの頻度そのものを比べてみましたが、高齢者群と対照群で差は見出せませんでした。もし感情の起伏が乏しくなってきているのなら、高齢者のほうで頻度自体が減少してもよさそうなものですが、そんなことは起きていない。ですから、高齢者で喚起された情動のレベルが両群で異なることを支持する証拠は、存在していないといっても、決して過言ではないのです。

高齢者の表情は誤解されている

面白い番組を見たとき、それを面白いと思う感受性が、加齢に従って衰えるということがなくても、感情の起伏がなくなるように見える事態は起こりうることが、わかります。感情を表にあらわすというのも、言語表出と同じく、一種の身体運動に違いありません。感じている情動その

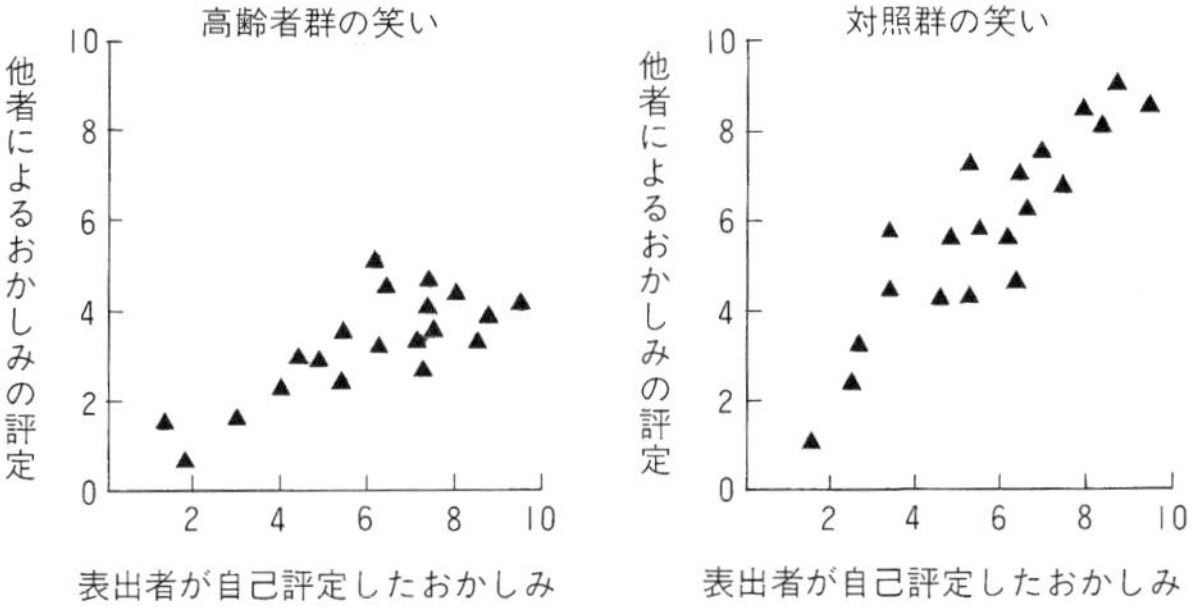

図3－2　笑いが表出するおかしみの，対照群被験者による他者評定と自己評定の関係．高齢者群と対照群との比較

ものの強度は同じでも、運動能力が老いると、「何を考えているのかよくわからない」ふうに、周囲には映ってしまうらしい。

このことは、ビデオを見ている最中の高齢者の表情を、対照群の被験者に見てもらって、映像にうつされている笑いから、個々の人物がどれほどの「面白み」をビデオの内容に感じているかを評定してもらうことからも、裏づけられました。結果は、図3－2の左側に示されたとおりです。

縦軸の値が、対照群の被験者がビデオのなかの高齢者の笑いを判定してつけた、表情の背後に推測した情動の強度です。他方、横軸は、その笑いを表出した際の高齢者の「自己申告」したおかしみの強さの強度を表しています。ちなみに、図3－2の右側には、対照群の被験者の笑いそのものを、対照群で同じように判定してもらった結果が呈示されています。なお、判定を行った人物は、この作業の対象となった映像内の笑っている人物（それが高齢者であろうと、対照群中の人物であろうと）と、面識はありません。

いずれの場合も、初見の人間という点では条件は変わりません。ですが、映像が対照群の人物による笑いだと、図3－2の右のように、横軸と縦軸の値は個々の笑いのビデオで非常に高い一致をなすことが、おわかりいただけるでしょう。つまり、笑っている当人が感じているおかしみの情動の強さが、高精度で周囲に伝わっています。

ところが、高齢者の笑いでは、同様の一致傾向が見られなくなってしまっています。どういうふうにずれているかというと、自己申告より周囲の評定のほうが、点数が圧倒的に下回っている。高齢者の笑いからは、本人の感じているおかしみの感情の強さが、実際より低くしか見積もられない現実を示唆しているものと、みなせるでしょう。

高齢者は自分たちの表情も誤解している

もう一つ、実験をすすめていくなかで、興味深い事実を見つけました。

高齢者自身にも、高齢者の笑いの映像を見てもらい、どれくらいのおかしみを感じているかを推測してもらったのです。すると図3－3に示したように、やっぱり笑っている当人の自己申告より、はるかに低く値が見積もられることが、わかったのです。むろん今回も、評定を依頼した高齢者と、映像のなかの高齢者は、お互いに面識がない人物同士であるように配慮しました。条件は、今までと同一です。

高齢者の感情表出は、実際に当人が感じているより、周囲には起伏を欠いて受けとめられると書いてきましたが、ここでいう「周囲」には、本人以外の高齢者が含まれているようなんです。つまり表出するときには、高齢者は独特の仕方（あまり感じたことを外に表さないように）で笑うものの、ほかの高齢者の笑いを理解するときは、自分たちより若年の年代のものと同じように、「誤解」してしまっている。

さらに、こうした傾向は、この章の冒頭で紹介した、「年をとると、性格が顔に出る」傾向が顕著な高齢者で、よりはっきり出るらしいということもわかってきました。たとえば、きつい表情がふだんの顔立ちとして、きざみこまれてしまっているような人のことです。といっても、個人について、「どれくらい性格が顔に出ているか」を判断するなんて、おいそれとできるものではありません。

そこでとりあえず、「顔が左右非対称である程度」を指標として用いることで、その代用にしようと考えました。基本的にわれわれの顔面部は、出生直後には

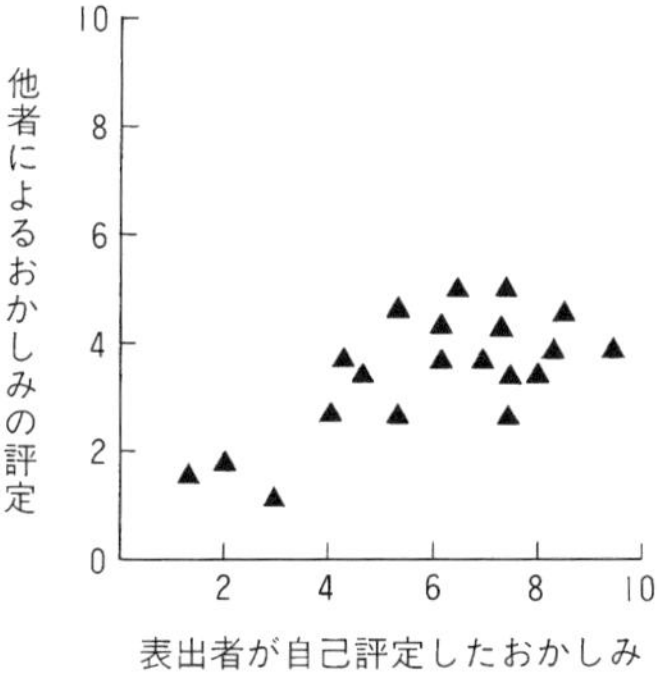

図3－3　高齢者群の笑いが表出するおかしみの，高齢者による他者評定と自己評定の関係

左右対称をなしていると想定しても、なんら支障はないと思われます。それが人生の過程で、さまざまな経験を経て、より非対称になっていく。ですから、「ひずんでいく」とみなせないこともない——そんなふうに考えていくと、きつい表情がふだんの顔にきざみこまれているという感じを与える人の顔面部の造作というのは、左右非対称性が極端に大きいのじゃあないかという印象を強く抱きはじめたからなんです。

顔のゆがみと感情表出の加齢変化

個々の高齢者の映っているビデオテープの静止映像から、左右非対称性の程度を計測することにしました。正面を向いて、とくになんらかの表情を表出していない場面の映像を用います。顔のゆがみといったところで、部位によって事情が違ってきます。今回の実験では、笑いの際の口の動きに分析を限定しているので、やはり口唇部の非対称性に焦点を絞ることにしました。

静止映像のなかの顔面について、鼻筋からあごに、便宜的に一本の直線をひくと仮定して下さい。その線に沿って、口唇部を左右に二分割し、一方を他方に折り曲げるように重ねてみるという作業を、静止画像のなかで実行してみました。もし口元が左右対称をなしているなら、二分割された部位は互いにぴったりと重複するはずです。逆に、ズレが生じていると、それは非対称だから、という結論にたどりつくことになります。

そこで実際に、加齢に伴って、われわれの顔つきはより左右非対称になるのかどうかを分析した結果が、図３－４です。高齢者群の二〇名と対照群の二〇名について、それぞれの非対称度を数値化してみました。▲が高齢者群、○が対照群に含まれた被験者を表しています。するとやはり値は、前者のほうで後者を上回っていることがはっきりしてきました。

ただ一概に高齢者といっても、個人差が大きいことも事実です。値の分布の幅は、対照群の二倍にも及んでいて、なかには対照群とほとんど差がない高齢者も、けっこう入っています。そこで高齢者のなかでも、とりわけ顔立ちの非対称性の程度が大きい人物は、より表情の表出が乏し

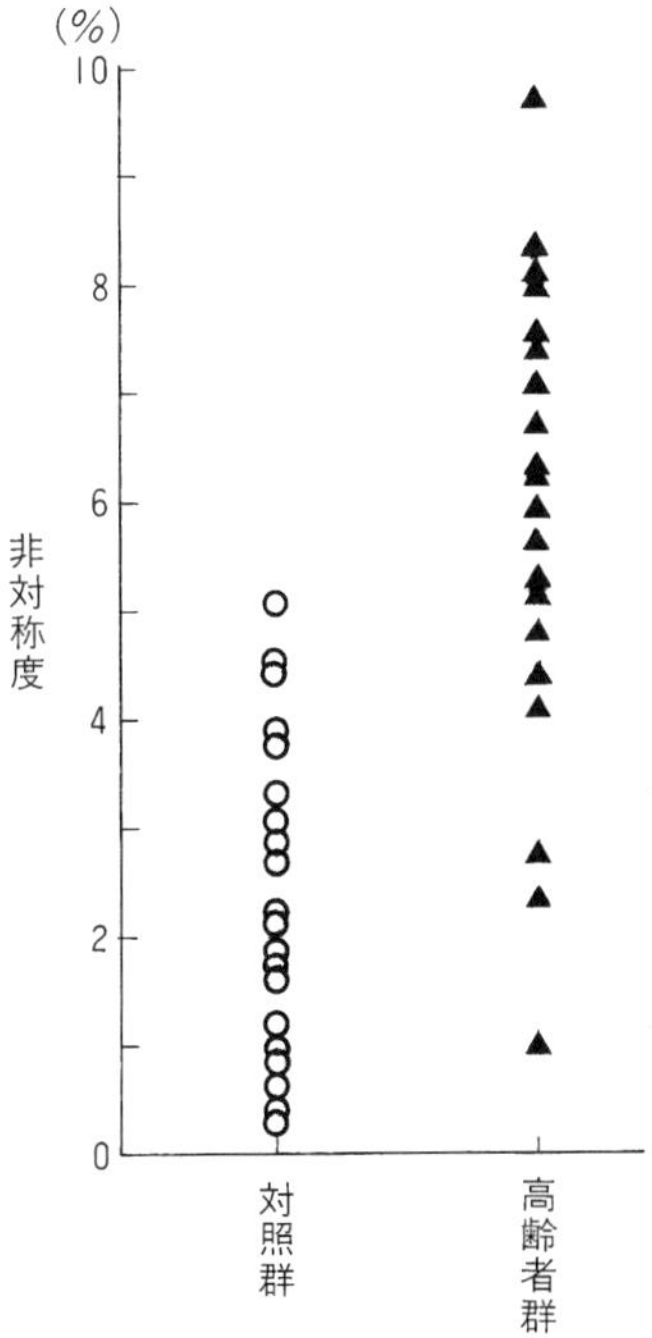

図３－４　高齢者群と対照群との，顔の非対称度の比較

いのかどうかを、検討してみることにしました。

高齢者群を二分割します。非対称性の顕著な者を上から一〇名とって一つのグループとし、残りを、非対称性の顕著でないグループとみなし、先ほどの笑いの筋電図の結果を、双方のあいだで比べてみることにしたのです。

結果は、図3－5のようになりました。非対称性の顕著な一〇名のほうが、筋電図から算出された数値は、小さな値を示している。感情の表出に乏しい高齢者のなかでも、とくに運動が少ないことがうかがえるでしょう。

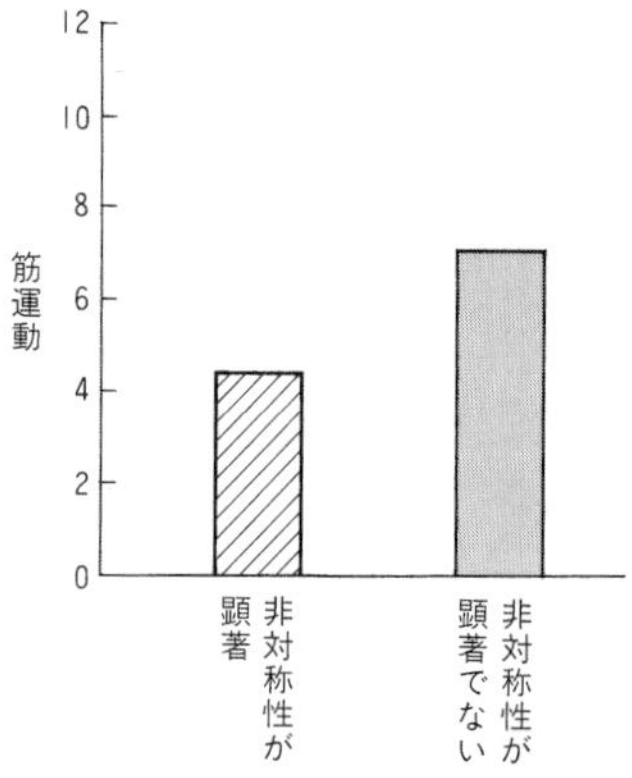

図3－5　顔の非対称性が相対的に顕著な高齢者10名と，そうでない10名との笑いの筋運動の比較

なお念のため、対照群の被験者が笑いを見て評定したおかしみの程度を、これら非対称性の顕著な高齢者の表出と、相対的に顕著でない高齢者の表出とで比べてみたところ、やはり点数に開きのあることが明らかとなりました。前者のほうで、おかしみの程度はより小さいと判断されてしまいます。また、当人たちに映像を呈示しても、非対称性の程度が小さい高齢者の笑いに比べて、あまりおかしみを感じていないだろうと判定してしまう点でも、これまでの結果とまったく違いがありません。

表情に対するアフォーダンスの知覚

実験から明らかになったのは、まず高齢者だからといって、本当に情動の働きそのものの起伏が乏しくなったというような事実は、見つからないということでした。他人の表情についての知覚も変化していない。にもかかわらず、自分自身の表情には、めりはりがなくなってくるらしい。どうしてなのでしょうか？

この問いに対する答えは、そもそもどのようにしてわれわれが、他人の笑いを目にして、それを笑いと判断するのか、つまりおかしみの表現と理解するのかということと、深く関係しています。笑いというのは、対人間のコミュニケーションで、とても重要な役割を果たしている。以前に書いたように、二人が少々気まずい雰囲気になっても、破顔一笑、いやなムードをはらいのけてくれるほどの効果がある。それはなにも、大人同士のコミュニケーションに限ったわけではありません。

赤ちゃんだって、機嫌がいいとよく笑うというのは、誰でも知っています。まわりにいる大人が笑いかけると、同じように笑い返してくる。一般に、笑いは伝染するといわれている。確かに相手がにこにこしているのに、こちらが無表情でいるというのは気まずいものだし、同型の行動で応じないほうが、応じるよりも努力が要ります。

でもここで、ちょっと考えてほしいことがあります。赤ちゃんは、向こうが笑いかけてきたとき、どうして自分も同じ行動で反応することができるのでしょうか？　これは当たり前のようで、なかなかむずかしい問いなのです。というのも、大人なら、もう自分の顔というもののイメージを持っています。具体的に鏡に映った「自分」というものが、よく理解できている。ですから、どういうように自分の顔の筋肉を動かせば、笑いの表情をつくることができるのかに思いがいたっています。

さて、まわりにいる誰かが笑いかけてきたとしましょう。自分も同じ行動で応じようと、決断したと仮定します。そこで過去の、鏡を見たときに得た知識を、援用する。「いま目にした表情と同じ顔の動きをつくりだすには、こう筋肉を運動させればよかったはず」とばかりに、「学習した運動経験」を活用して「笑う」というしぐさを演出する、と想定できるかもしれません。

しかし、です。この方法は、赤ちゃんには通用するはずがないに違いない。というのも、一歳に達しないころの子どもはまだ、鏡を見たって、そこに映っているのが自分だと把握できない存在だからなのです。にもかかわらず、大人が笑いかけると、しっかり同じパターンで笑いかえしてくる。学習による運動経験ぬきに、見た表情を自分でつくりだすことが可能となっているらしい。どうして可能なのでしょう。

答えは、他者の笑いに接した際、やはりそこにアフォーダンスを知覚するからに違いないと考えられます。つまり笑いかけられたとき、その表情を自らの行為の可能性の枠組みのなかで認識できるのだと、推測される。視覚的に知覚された表情は、こころのなかでより抽象度の高い情報として処理されていくのでしょう。他方、自分自身が表情をつくりだす場合にも、筋肉を動かすわけですから、その感覚は一種の知覚情報として、やはり本人のこころに入力されていくことになります。こうした運動によって喚起された感覚の情報も、同様に、抽象度の高いものへと変換されていきます。

そして、他人の表情を見たことにもとづく抽象的な情報と、自らが表情をつくったことに由来する情報の照合がなされ、異同の判定を認識する作業が、進行していきます。異同がチェックできるばかりではありません。他人の表情を見て、抽象化したのち、それに対応する情報を映し出すことで、同じ表情を自らの運動系によって再現することも、可能となっているのです。

表情表出のアフォーダンスの知覚の生得性

しかも視覚系を経てきた情報と、自己運動系からやってきた情報の相互疎通は、なんら特別な経験をすることなく、成立するらしいんです。いわば、本能的な関係なんだと書いても、いっこうに差し支えないでしょう。どうして本能的なメカニズムとして備わっているかというと、表情によるコミュニケーションがそれほどまでに、対人間の相互交渉の場で鍵となる役割を演ずるからだと、回答するしかありません。

第一章で見た、からだを駆使して日々のくらしを支障なくすごす技法や、第二章の発声器官の言語産出のための運動と同じように、われわれの生活に必須に関わっているわけです。だからこそ、円滑な社会生活を営むことが可能だったのでしょう。それどころか、そもそも一歳に成長した子どもが、鏡のなかに映った自分を、「これは自分だ！」と認識できるようになるのも、表情にアフォーダンスを、特別な経験なしに知覚できるからなんです。

自己鏡映像というのは、周囲にいる実際の他者とは違った振舞いをしてみせてくれます。他者だと、こちらが笑いかけたら、少し間をおいて反応する、あるいは向こうからまず、笑いかけてくるのでこちらが応ずる……というふうに相互交渉は進展する。でも自己鏡映像には、時間のズレというものが入り込む余地が残されていません。こっちが笑うと、即座に向こうも笑いかけてきます。

そういう対応関係に子どもが気づいて、「あれっ、おかしい」といぶかしく感ずるところから、自己認識は芽ばえてくる。そして、「なんだ、鏡のなかの人物は、自分と同じ行動を、瞬時に行っているじゃないか」という事実に思いいたる。だから、鏡のなかに見えているのは自分なんだ、という結論に到達していきます。ですから、自らの行動と鏡映像の同一性が把握されない限り、自分が映っているということは、いつまでたっても、判然としてきません。表情表出のアフォーダンスを知覚することで、はじめて、外界から見た自分というもののイメージが形成され、ひいては自己のアイデンティティーが確立されるのだとも、いえるのです。

アフォーダンスの知覚と、加齢による自らの表出のズレ

ところが年齢を重ねると、事情が変わってきます。どう変化するのか？

端的には、顔の筋肉が加齢してくる。皮膚も老化する。しわが増える。肌の張りが失われます。これは、長く生きていると不可避の現象といえましょう。赤ちゃんを見れば、一目瞭然でしょう。なぜかというと、まだほとんど筋肉を使っていないからにほかなりません。

顔面筋がみずみずしさを喪失する最大の原因の一つは、この筋が咀嚼《そしやく》に関与していることに由来します。食物を摂取するときには顎を動かしますが、顎を上下に動かすのは、側頭から顎にかけて頬に分布している筋肉によっています。ですから、長く生きて、毎日、食物をかめばかみしめるほど、顔面は若さを失ってくる。

ほかにも、屋外で労働に従事しつづければ、日焼けして肌のしわが増加します。だからといって、働かないわけにはいきませんよね。だから、顔面筋が加齢に従って、多かれ少なかれくたびれてくるのは、いわば自然の摂理のようなものといえるでしょう。恥ずべきことでも、なんでもありません。

ただ、コミュニケーションという観点から見ると、顔面の形態的加齢変化は、ひとつやっかいな課題を、当事者に課すことになるのです。若いときと同じようなつもりで、顔面筋を運動させていたのでは、今までのような強度の表情は表出できないという事態が生まれてくるのです。赤ちゃんを見て下さい。肌が張りつめたような状態にありますから、わずかな収縮でも、即座にそれと見てとれます。でも、高齢者ではそうはいきませんよね。

つまり、若いころのつもりで、「こうすればあれくらいの顔の動きができるはず」と思って、感情表出していたんでは、もくろみより小さな表出しかできないことが多い。ひっきょう、表出した者の情動は、相手に過小評価されてしまうことになります。表情をつくりだすに際し、感じている実際の情動の強さを、「これくらいの強さの情動だとこれくらいの表情」と思って、表出を実行する。その実行する場面での、「これくらいの表情をつくっているはず」という当事者の自己の顔面についてのイメージが、実像とずれてきてしまっているのだと考えられます。

第一章で紹介した、バーを見て「これならまたげると思った」のに、いざ試してみるとまたげなかったのと、まったく同じことが起きている。表出に対するアフォーダンスの知覚と、自らの表出行動とのあいだに、齟齬が生まれてしまっているのです。

やっかいなことに、顔の表情というのは、意識したからといって、おいそれと表出の仕方を変更できるものではありません。長い年月を経て、それぞれ個々人が独特な表出方法を、習慣のようにして形成してきています。だからこそ、加齢に従って顔つきに性格があらわれる、とも言われるようになるわけです。たとえばふだんからゆううつな気分でいることの多い人は、ついつい平静時もけわしい表情をしがちで、やがてそれが日常の顔つきとなって、定着するのかもしれません。

顔面筋をどういうような緊張状態に保ち、どう運動させるかということについて、われわれはほとんど自覚を持っていません。結果として、高齢にいたっても、本人は若いころのつもりで感情を表しつづけてしまう。しかしあにはからんや、周囲には、かつてとは違ったふうに受けとめられてしまうようになるわけです。

感情の信頼できる指標としての「体動」

暗い話ばかりしていても、しかたがありません。高齢者は実際に感情の起伏を失ってしまっているわけではない、とわかったのを、むしろ朗報ととらえましょう。そして周囲が、適切に理解できるようになるには、何をなすべきかを思案することが大切です。どうすればいいのでしょう。ひとつの解決策として、感情の指標として表情にとらわれることをやめるようにする、という可能性に活路を求めることが、考えられるかもしれません。

この点について、ひとつの興味深い知見が得られています。それは、先ほどのお笑い番組を呈示する実験で、笑いの表情以外の反応の記録から浮かび上がってきました。どういう反応かというと、体動、すなわちからだ全体の動きがそれなのです。

ビデオテープを呈示するときには、被験者にはいつも、背もたれのついた椅子に座って映像を見てもらっていました。けれども当然のこととして、われわれはじーっと氷のように身を固くして、一〇分間、テレビの画面を見つづけることはありませんよね。手で顔をさわったり、あくびをしたりする。もっと微妙な動きだってあります。からだを前にのりだす、左右のどちらかに体軸を傾けていたのを向きを変えるなどなど……。

そうした動きの回数を、洗いざらい、数えてみたのでした。ただし、貧乏ゆすりのようなリズミカルな反復動作は、除外してあります。同じ運動を紋切り型にくりかえすのは、ふつう、常同行動（ステレオタイプ行動）といわれていますが、それを除くすべてのからだの動きの、一分間あたりの平均生起回数を算出してみたのでした。

図3－6のグラフが、高齢者群と対照群での観察結果を比較したものです。今回のグラフでも、やはり二〇本のビデオを一つ一つの点として表し、個々の番組を見て、どれくらいおかしみを感じたかの評定点に対応する横軸に沿って、プロットしてあります。すると、面白いことがわかりました。

高齢者群であろうと対照群であろうと関係なく、おかしみを高く感じたビデオを見ると、体動がより頻繁に生じているのです。反対に、つまらないビデオだとからだはあまり動きません。この動きの強弱と番組の面白みとの相関には、双方でほとんど差が生じていません。

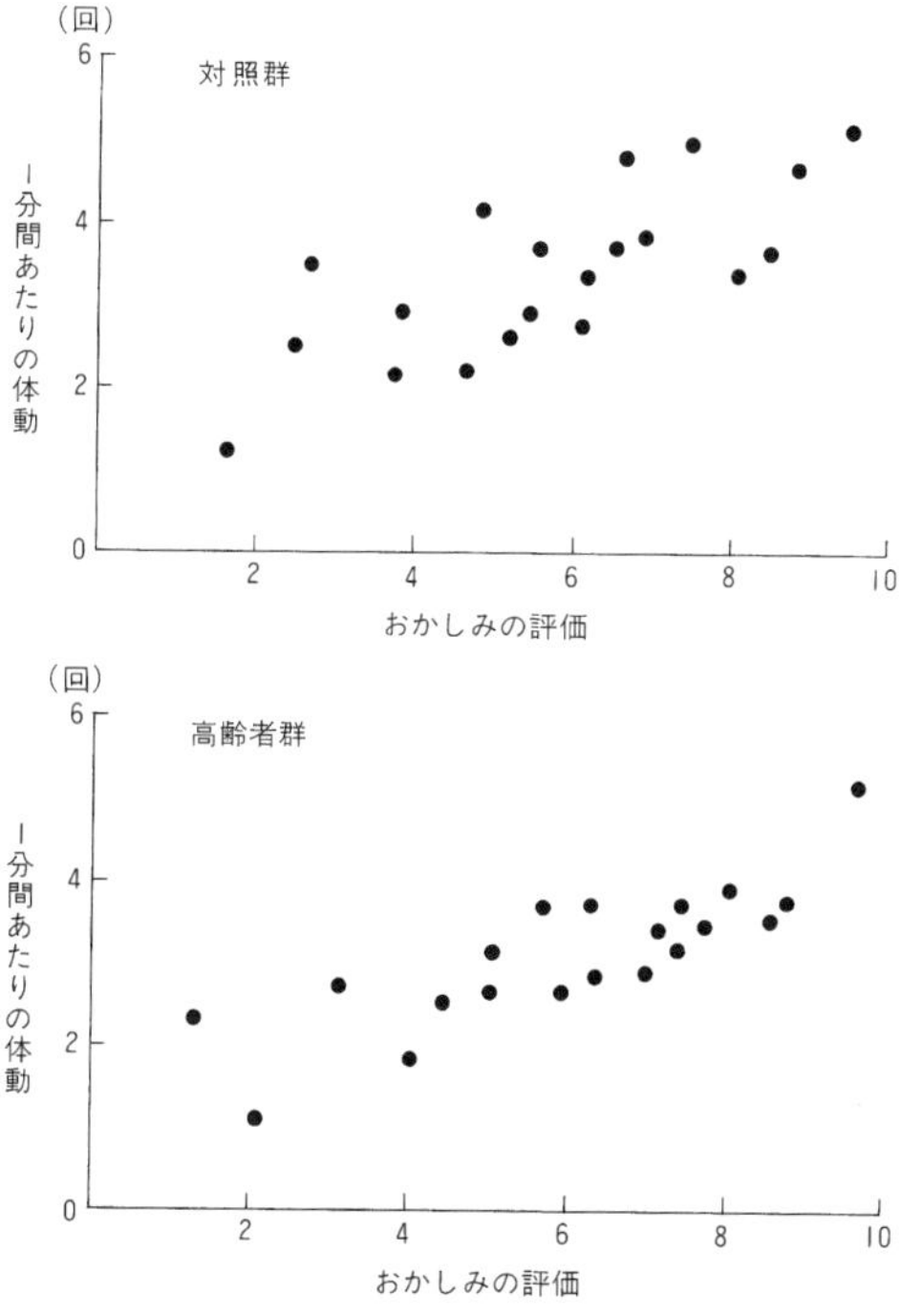

図3－6　テレビ番組視聴中の体動と，感じたおかしみの関係

表情に「とらわれない」ことのむずかしさ

ですから、周囲が高齢者の感情を推しはかる手段として、体動はとても信頼度の高い指標となりうる潜在性を秘めています。でも、「それじゃあ、これからからだの動きに注目することにしよう」と、コミュニケーション時の対応を変えることで、問題は解決するかというと、そうおいそれとはいかないのです。

笑いのビデオの場合は、録画された表情を見て、基本的に誰もが当人の情動を、対照群の被験者の行動を基準とし、それに照らして、推定できましたよね。高齢者だと、本当の情動の強さより低く見積もられるものの、それでも評価に一貫性は存在しました。

ところがです。体動を指標にしても、からだを動かしている当人の情動を、周囲が適切に評価することは、ほとんど不可能なのです。評定してもらうのは、前述の評定実験と同じビデオです。今度は、「表情にはとらわれず、からだの動きのみに注目して、本人がどれほど面白さを感じているか、評価して下さい」と、指示を出します。しかしながら、どう工夫をこらしても、評定者の点数は、笑いの運動にひきずられてしまう。体動が頻繁に起きても、笑いの動きは地味なことが大半です。すると点数は、高くなりません。

ためしに、ビデオのなかの笑いの表情を操作的にぼかしてみました。するとなんと、体動が頻繁だと、高い評定点を与えるようになることがわかりました。でも笑いには、顔の表情のない人物なんて、存在するはずがありません。

つまり表情という表出行動がなされている限り、目にする者が、そこに込められた情動のアフォーダンスを知覚することを免れることは、不可能に近いのでしょう。笑いの知覚は、一種の本能だと書きましたが、本能だと学習する必要がありませんから、発達上はたいへん便利なように思えるかもしれません。でも一方で、私たちの対人知覚にとって、途方もない制約を課していることも認識する必要があります。少なくとも、高齢者と円滑な人間関係を導くためには、障害となってくるのです。

翁童文化という解決策

本来は、人間関係をよりスムーズにするために、進化してきたはずの対人知覚のシステムが、高齢者に対してはむしろ、コミュニケーションを妨害する役割を演じてしまう。どうして、こんな事態を招くことになるかというと、やはり、進化を支えてきた自然の摂理というものが、今日の人類でみられているほどの寿命の延長を、前提としてこなかったからだと思えてなりません。

原則として、動物というのは、繁殖活動が停止してのちまで生きながらえるということはないわけです。ところが人類は、自分自身がまわりの環境を都合よく変える能力を身につけたことで、かつてよりははるかに長く生きつづけるようになってきました。すると、過去には予想もしなかったような現象が生じてくるのは、当然といえば当然のはなしです。今までこの本で書いてきた、アフォーダンスの知覚と自らの行動にズレができてくるというのが、その典型といえましょう。でも私たちに、生物学的（すなわち生得的）に付与されている知覚システムには、そういう状況が出来するであろうなんてことは全然、織り込まれていません。だから理屈では、「表情に注意を払うな、体動を手がかりにしよう」と理解していても、適切に高齢者の情動を推しはかることは、たいへんむずかしいのです。

むろん、同じような問題に悩んでいるのは、現代人ばかりではありません。私たちの先祖もすでに、どう高齢者と接するかということに腐心してきたようです。日本の場合、伝統的に用いられてきた解決策は、「翁《おきな》」ということばに集約されていると考えられます（女性だと、「媼《おうな》」ですが）。

翁あるいは媼という語には、一般に高齢者への敬意が込められていると、いわれています。より若年の中高年より、清らかな存在であるとみなされている。どうして清らかかというと、こころがからだからなかば遊離しているからだという。たとえば、能に用いる翁の面をごらんになったら、おわかりかと思いますが、顔はなんとも解釈のしがたい表情をしているわけです。こちらの気持ちの持ちよう次第で、いろいろに見えてくる。裏返すとそれは、向こうから積極的に働きかけてくることは少ないという意味につながります。

高齢者の表出は、なんだかわかりづらいというのは、昔も今も変わらなかったんでしょう。ただし、外見は不明瞭でも、こころは決して機能低下していないということも、やはり了解されていたんではないでしょうか。しかも、こころがからだから分かれて、それ自体の働きを行う段階を、人生の終末期の特徴とみなしたのです。

日本人の伝統的な霊魂観は、仏教やキリスト教が基礎におく、たましいのとらえ方と、異なっていると指摘されています。まず第一に、個人の霊というものの存在を認めず、先祖の霊と血縁共同体にもとづく集合霊が前提となっている点に、特色がある。先祖の霊は、家々の比較的近縁の自然（とくに山岳部）に居住していると想定されています。家に子どもが生まれるというのは、山から霊がつかわされて、一個のからだにそれが宿ることにほかなりません。反対に死ぬと、たましいは現世の仮の宿であったからだを離れ、山に帰っていくといいます。

第一章でふれたように、アフォーダンスの知覚と自分の行為にズレができるということは、対自身体と対他物身体が適合しなくなることを意味します。かつての人々の思考に従えば、対自身体こそ、たましいに当たり、対他物身体がからだに相当するのではないでしょうか。さらに双方の遊離が進行するにつれて、高齢者のこころは純化の程度を増していくと考えられていた節があります。

対他物身体というのは、現世のあかにまみれたからだにすぎない。対自身体が、現世につかわされると、双方が相互的に機能を開始し、人間としての営みが遂行されだすのだが、一方でそれは、たましいに現世のあかが入り込んでいく過程でもある。ですから、子ども（とくに生まれてまもない乳児）は、日本では清らかな存在とみなされるのが慣わしとなっています。

そして子どもが俗化していくのとまったく逆の行程として、加齢を認識する文化をつくりあげました。いわゆる翁童《おうどう》文化と呼ばれる世界観ですね。乱暴なのを承知で単純化して書くと、「高齢者が何を考え、何を感じ、何を欲しているのかは、よくわからないことが多い。しかし、わからないのは当人のこころのけがれが落とされてきた良い徴候なのだ。こころは純粋なたましいに近い存在に生まれ変わりつつある。それゆえ、周囲の者は敬わなくてはならない」という発想なわけです。身体性の衰えを積極的に称揚する価値観を、文化として発展させたのだと、いえましょう。

自己モニターによる行動変化の可能性

といったところで、今日の時代に、高齢者を翁として敬えと主張するのも、無理な話でしょう。伝統的な社会と違って、技術革新・情報革新の波が激しく押しよせてくる現代では、そもそもかつてのように、「高齢者の知恵」のようなものが、尊重される場面がなくなってきてしまっています。翁として敬意を払えと強制しても、敬して遠ざける、つまり都合よく祭り上げておいてうっちゃってしまうのが、おちに違いありません。実際のところ、こういう形の「年寄り扱い」のムードは、今の社会に濃厚に存在していますが、それは次の章のテーマですので、しばらく置いておくことにします。

結局、やはり高齢者自身が、自らの対自身体と対他物身体のギャップに気づき、補正するのが、いちばんの方策ではないのか、というのが私の意見です。そのためには、まず何よりも、対他物身体としての自分を知ることが、求められましょう。

そこで、考えてほしいのです。私たちは、自分が他人とコミュニケートしているときの姿を、どの程度、認識しているでしょうか？　尋ねられると、ハタと困りませんか。なるほど自分の姿や顔は、鏡を見て熟知しています。けれども、自然な形で他人に対して振る舞っている状況下で、どんなふうに映っているのかについては、ほとんど知識を持ち合わせていません。

しかも、持ち合わせなくたって、たいして困らない。どうして困らないかというと、そうしたフィードバックなしでも、対自身体と対他物身体は、大まかに一致する。正確には、一致するようにに私たちのこころとからだにプログラムされていたからなんです。

それが加齢とともに、食い違ってきたわけですから、フィードバックを提供すればいいというのが、私の発想です。つまり高齢者にそれとなく、「あなたの表情は、今こうなっているんですよ」という情報を提供できる機会を、もうければいいのじゃないでしょうか。心理学用語に「自己モニター（セルフモニタリング）」ということばがあります。ふつうは、自分が他人からどう見られているかという、対人心理的なニュアンスで用いられる語彙ですが、もっと即物的に、自分の身体技法をモニターして、本当に思ったようにからだを動かせる状態へ補正することは、十分に可能だと思えてなりません。

ただ、そもそも年を重ねてくると、鏡を見ること自体がいやという感情を持つ人が増えてきたりします。そういう場合には、モニターのなかの人物を、当人の実写ではなく、コンピューター・グラフィックスで描かれたイメージに置き換えることが可能なソフトウェアができあがっています。撮影されている人物がからだを動かすと、まったく同じように、画面上の主人公が動作を行うわけです。

このシステムを開発した岡山県立大学工学部の渡辺富夫氏は、学生を被験者にして、予備的な実験を行った結果を発表していますが、それによると、試行を重ねるにつれて、表出のパターンが大幅に変貌していったとのことです。「自分が本当に外から見て納得するしぐさ」を行うことが、促進されていきます。

二〇代の学生にすら威力を発揮するのなら、高齢者にならなおさらではないか、というのが私の推測です。かつてイギリスの経験主義者のジョン・ロックは「意志の命令のままにからだが動き、また動きを止めることができるとき、ヒトは自由である」と主張しました。しかし、意志といえども、決してからだとまったく無関係に機能するわけではありません。意志のなかに、からだの行いうることとの可能性があらかじめ、織りこみ済みなわけです。状況次第では、相互の関係には食い違いが出てくることもあるでしょう。ただ、若いうちなら柔軟に対処できるのに対し、加齢すると補正がしにくくなる。困難である以上、意志に入力された情報を変更するように、第三者が介入するのも、少々なら、止むを得ないことでしょう。最終的には、それによって高齢者の自立を促すことにプラスの作用を及ぼすのですから。

第四章　年寄り扱いのはじまり

伝統社会における高齢者の地位

高齢者の認知機能や感情というのは、実際にそうである以上に、周囲から衰えていると誤解されていることが、今までの分析からわかってきました。もっとも、そうした誤解というのは、今にはじまったことではありません。一貫して昔から、社会のなかで高齢者は誤解されてきたといっても、過言ではありません。ただ、不当に能力を低く評価されても、過去には、さほど深刻な社会問題とはなりませんでした。ところが今では、高齢者のこころの働きというものを適切に把握しないと、にっちもさっちもいかなくなってきているように思えます。

どうしてかというと、伝統社会では、高齢者は、誤解されつつもそれなりの地位を占める存在だったのが、近代化を遂げるなかで、居場所を失いつつあるからに、ほかなりません。いや、

「それなりの地位」どころか、以前は翁童ということばのニュアンスが含んでいるように、神に近い存在として、むしろ敬われていた。それが今や、敬意のかけらも持たれなくなってしまっているのです。

むしろ今日では、高齢者の居場所がないと書いたほうが、適当かもしれません。だからこそ、こころの働きを正しく把握することが痛切に求められている。反対にかつて、誤解されていたったたいして問題にならなかったのは、ほかの人間では肩代わりできない役割をになっていたからだとも、考えられないことはないでしょう。その役割を喪失しだしたときから、高齢者の社会的地位の失墜は、はじまりました。

では、どういう仕事を行っていたかというと、なんといっても、生活を営むために不可欠な知識を、次世代に伝承することが、第一義の本分ではなかったかと想像されます。そもそも伝統社会では、家族は、昨今の核家族とは違って、三世代同居を基本とする大家族、すなわち拡大家族の形式で暮らすのがふつうでした。当然、祖父・祖母にあたる高齢者と孫が同居しています。こうした家族環境下では、子どもの養育のかなりの部分が、祖父・祖母にあたる人物によってになわれていました。

それというのも、以前は家族みんなが食べていくこと自体が、今と違って決して楽なことではありませんでした。だから壮年の人間はみんな、生活の糧を得るために懸命に働かなくてはならなかった。女性（つまり子どもの母親）とて例外じゃない。すると子どもの相手をするのは、過去のようにからだの無理がきかなくなった高齢者の仕事と、おのずと決まってきてしまうのです。

ここで、翁童という発想が、がぜん効いてくることになります。神に近い清らかな存在とあいまって、家を守ってくれているというのなら、非常にありがたいことでしょう。しかも、感情の起伏も乏しく、ことばもたどたどしそうにみえる高齢者でも、子どもからすると非常に大切な役割をはたしてくれます。つまり、大人になるためには絶対に身につけなければいけない知恵を授けてくれるのです。

アマゾンにすむ狩猟民が、そのうってつけの例を提供してくれるでしょう。彼らはパカラナという、肉食性の齧歯《げっし》類の肉を、好んで食します。でも肉食動物というのは、おしなべて夜行性ですから、探したところで、そうやすやすと見つかるものではない。われわれが行ったところで、一年かかってもまず出会うことすらむずかしい。ところが現地の狩猟民は、いとも簡単に待ち伏せて射止めてしまいます。

調べてみると、技法はなんとも単純でした。マラコという大木の実があります。熟れると強烈な匂いを発するのですが、これを二つに割って地表に置いておくだけなんです。「パカラナはマラコが好きだから」という知識を持つか持たないかに、狩猟の成果はかかっています。しかも「マラコでないとダメ」とされている。毛皮が珍重されるネコ科のジャガーの狩りも、同じように行います。今度は、まずサルを殺し、腐肉にして木につるしておく。するとふだんは用心深いはずのジャガーが、やすやすと射止められるという。これも「サルの肉でないとダメ」と決まっています。

近代科学としての動物生態学の研究者としての立場から、狩猟民のこの猟を分析すると、本当はパカラナもジャガーも、マラコやサルがとりわけ好物であるから猟師に殺されるわけでもなんでもないんです。大切なのは、どちらも匂いがきついという特徴があることで、それがパカラナやジャガーの鼻をまひさせ、待ち伏せている猟師の体臭を消し去る効果をはたしているにすぎません。

しかし、科学的知識とは関係なく、狩猟民には別個の知の体系があって、それなしには食生活の維持は不可能であるに違いないのです。現に一九六〇年代、アウストラロピテクスが用いていたという石器だけを携えて、一ヵ月の間サバンナでの生活に挑戦した人類学者がいましたが、とれたのは一頭の有蹄類のみ、しかも病に冒された幼獣という無惨な結果に終わったという、有名なエピソードが残っています。

産業構造の変化と高齢者の地位の低下

ヒトがいかにしてヒトに進化したのかという問いについて、まず直立二足歩行をはじめたこと、それゆえ前肢が自由を獲得して道具を使用するようになったこと、その結果、石や棒を用いて狩猟を開始し、狩猟民として高度に発達した社会生活をおくるようになったことが、非常に重要な役割をはたしたというのは、今ではあまりに有名な考えです。けれども、物理的に手が解放され、道具が使えるようになったからといって、即、狩りが行えたわけではない。獲物をとるには同時に、知恵の伝承が不可欠であったことを、先のエピソードは雄弁に物語っています。

しかも知恵は、必ずしもことばで表された知識の形をとって伝えられるとは限りません。パカラナやジャガー狩りの場合は、例外的といえるでしょう。むしろ「コツ」といった、教える側だって、口で伝えて解説しようとしても伝えきれない伝承形態をとるのがふつうでした。パカラナをとるためにマラコの実をつるすときでさえ、まず彼らがいそうなところを選定しなくちゃならない。じゃあ、どのように場所を選ぶかというと、「いそうな気配を察知する」のだという。ですから、猟師になるためには、獲物の気配を感ずるコツを習得することが求められる――そうした修業を、子どもはふつう、家族のなかの高齢者から授かったのです。

ところが、産業構造が変わって、労働のにない手としての賃金労働者が大量に誕生すると、それまでの教育システムが一変してしまう事態を迎えます。その典型を、私たちはファミリーレストランやコンビニエンスストアの経営法に見出せるでしょう。つまり、店を持つ資金さえあれば、店を開きたい旨の希望を伝えたとたん、上からマニュアル（手引き書）がどーんと与えられる。

そこには、日常の一挙手一投足にいたるまで、どうするべきかことこまかに書かれているに、違いありません。もはや知恵なんてものは、生計を立てるうえで必要とされなくなってしまいました。

おのずと、知恵の伝承者であった高齢者の地位も低下する羽目になります。社会のなかで生きるうえで重要なのは、マニュアルを効率よくこなす力がすべてとなってくる。バートランド・ラッセルは、国民経済国家を支える理想的な個人の資質とは、物事への積極的な取り組みを促す進取の気質としての「活力」である、と断定しました。活力は子どもの成長とともにぐんぐん高まっていく。やがて頂点に達し、老年にいたって今度は漸次、減少して、やがてゼロとなり、われわれは生活を閉じるのだとされています。ですから高齢者への敬意なんて、みじんも感じられなくなってしまっているのです。

虚構としての血縁

高齢者を壮年の人間より劣ると位置づけたラッセルが、産業革命発祥の国であるイギリスの学者であることを、偶然と片づけることは、決してできないでしょう。もっとも事情は、日本でもまったく変わりません。いやそれどころか、日本のほうが欧米に比べて翁童文化の伝統が根強い分、高齢者の地位低下傾向は、よりはなはだしいかもしれません。

高齢者に尊ぶべき技能が認められないとなると、あとは「子どもとともに無力な存在としてひとくくりにしてしまう」という、乱暴な発想が残るだけになりかねません。実際、このような傾向をここかしこに見出すことが可能です。そして「無力な存在」としてのレッテルを貼られ、扱われるなかで、高齢者は真実、無力な存在になっていくのです。

その端的な例として、家族でもない者が高齢者に向かって、「おじいちゃん」「おばあちゃん」と呼びかける現象をあげることができるでしょう。病院なんかでは看護婦さんが、平気で「はい、おじいちゃん、お注射ですよ！」などという言い方をしています。介護施設でも、「おばあさん、ごはんですよ」と呼びかけたりする。

少し考えれば、たいへん奇妙な行動と感ずるはずです。がんらい、「おじいさん」「おばあさん」なんていうのは、孫から見た祖父・祖母にあたる血縁関係の人物への呼称であるはずだからです。どうしてそれを、「赤の他人」が平然と用いて、社会的に許容されるのでしょうか。

実は、見も知らぬ高齢者に祖父・祖母の呼称を転用することも、過去には、それなりの機能を発揮していたのだと考えられます。ためしに国語辞典をひいてみて下さい。「おじいさん」の項目には、「祖父の敬称」とともに「男性の高齢者の総称」という定義が併記されているのを、目にされるはずです。

そもそも日本では、家庭に子どもが誕生すると、家族を構成するメンバーの呼び方が一変するのが常なんです。構成員全員の呼称が子ども中心のものへ、一斉に右へならえしてしまう。母親は子に「おかあさんはねー」と語りかけますし、子にとって祖父にあたる人物は自分の孫に対し、「おじいさんは……」と自己表現を行う。英語だと、自分のことを主語にして話す際には、一人称単数の代名詞「I」を使いつづけることが、子どもの出生を期に変わるというようなことは、ありえません。

さらに、母親が自分の夫を呼ぶのも「おとうさん」と、やはり子どもの視点からの呼称を用いるようになります。そして両親ともども、自分たちの父親や母親を、「おじいさん」「おばあさん」と言いならわす。このように大人が、各自の個人名や代名詞を用いず、「××のおかあさん」「××のおじいさん」というように子どもを原点にして呼ぶのは、文化人類学では「子ども中心の呼称性（テクノニミー）」と称される現象で、世界のあちこちで見出されることがわかっています。

ただ日本では、翁童というカテゴリー化が伝統として尾を引いているため、単に部族内の高齢者を次世代が「おじいさん」「おばあさん」呼ばわりするだけにとどまらず、壮年層が血縁のない年長者に向かってまで、同様のパターンで話しかける習慣が確立してしまっているのです。見も知らぬ他人に向かって、「おじいさん」呼ばわりが拡張されるというのは、よく考えてみれば妙な行為のはずなんです。その場に、話し相手である高齢者の孫にあたる子どもがいあわせるのなら、まだわからないでもない。だが現実には、まったく子どもがいなくたって、あたかもそこに子どもが存在するかのようにみなして、呼びかけは行われます。つまり、実在しない子どもを前提にし、虚構的な血縁関係を一時的にこしらえながら、われわれは血のつながっていない高齢者に、「おじいさん」「おばあさん」と働きかけていくのです。

育児語の効用

むろん、おじいさん呼ばわりを実行している側に、高齢者である相手に対する悪意がひそんでいるわけでは、ありません。「本来は」、童と対になった翁としての高齢者への、敬意が込められていました。コミュニティーのなかで世俗の汚れにまみれていない階層の人々を表象するために、社会があみだした語法とみなすべきでしょう。

ただ今日では、「本来は」とあくまで、かっこつきで書かなくてはならなくなっています。すでにふれたように、翁童であることの本来的な意義が消失してしまいました。あげくのはてに、「子どもと同様に無力な存在」という誤解を前提とした、高齢者の「年寄り扱い」が残ってしまいました。

そんな不当ともいえる「年寄り」への対応を、象徴的に表しているものとして、若年層による高齢者に向けた「育児語」の転用という現象を、あげることができるでしょう。元来は、幼い子どもに接する際に用いる、大人の独特の語り口調としての育児語を、高齢者に対しても使用するのです。

もっとも、大多数の読者の方には、「育児語」という語彙の指す具体的な意味内容が不明瞭かもしれませんから、簡単に説明しておきましょう。

たとえば、母親が、悦子という名前の自分の娘に呼びかける場面を、想像してみて下さい。もしも悦子が、もう成人に近い年齢に達していたとすると、母親は、まず間違いなく地声で呼びかけることでしょう。ところが悦子がまだ、三歳にも満たない幼児だと、「悦ちゃん」なんて呼ぶ声はおそらく、ふだんより少し音が高くなっているはずです。さらに「エッチャーン」とか「ナニ、シテルノー」と尋ねるときにも、音の高低の変動が激しくなります。これこそ、育児語の正体です。

すなわち、声の高さが一段、高くなり、かつ抑揚が誇張される。なんだ、当たり前のことじゃないかと思われるかもしれません。しかしこれは、いわゆる「コロンブスの卵」的発見であることが、判明しています。というのも、地球上には日本語、フランス語、ヒンディー語……というように、地域ごとに無数の言語が存在する一方、どのような地域言語文化の下で暮らす人々でも、子どもに対しては、おしなべて声を高く、抑揚を大きくして、話しかけるからなのです。だからこそ、あえて育児語と命名するにいたりました。

しかも育児語は、赤ちゃんとのコミュニケーションをはかるとき、想像以上の影響を発揮します。というのも、「聞こえ」の感覚に関し、赤ちゃんには、特別に感度の良い高さが存在しています。それは通常の大人の肉声より、少し高い周波数帯域に対応する。ですから、育児語で語ってやると、赤ちゃんは声にとても敏感に反応することが可能となります。

われわれがまだ幼い時分、周囲の世界から取り込まなくてはならない情報量は、さほど多いわけがありません。というよりは、ほとんど不必要なもので占められていると書いたほうが適切かもしれない。ただの雑音なわけです。自分の世話をしてくれる人からの働きかけにのみ、集中的に、注意を向けることが何より求められています。そのとき養育する立場にあるものが、育児語で話しかけたとします。赤ちゃんが受信用に空けているチャンネルへ、情報がスーッと入っていくこととなります。

もちろん赤ちゃんは、積極的に反応することうけあいです。うれしいという感情表現と思えるしぐさなどを、行ってみせる。するとそういうしぐさを見せられたほうにも、はりあいが出てきます。ますます育児語で話しかけるようになっていく……こうして赤ちゃんと養育する大人とのあいだに、緊密なこころのきずなが形成される、とっかかりができていくのです。

育児語の高齢者への転用

ですから、育児語を用いるという行為が、大人が赤ちゃんとの情報的交流をはかるうえで大切な役割をになっているということは、今では疑いえない事実として確立しています。ところが、それればかりではない。壮年の大人が、乳幼児に向けるのと同じような語り口で、高齢者に対して頻繁に接することに、注意していると気づくはずなんです。

たとえば、視聴者参加型のテレビ番組で、タレントが司会進行役をつとめているとしましょう。高齢者の婦人が、舞台に登場したとします。「おばあちゃん、お名前は?」といった呼びかけを、司会役のタレントは平気で行います。そのときの声の調子や抑揚に、少し注意してみて下さい。同じ人物の地声より、変わっていないでしょうか?

もっとも、司会役の人にもそれなりの言い分はあるでしょう。まったく見も知らぬ人が、登場する。名前を尋ねなくてはならない。高齢者の女性への親しみを込めた呼称として、「おばあちゃん」以外になんと呼べばいいのかと反論されるかもしれません。しかも、「おばあちゃん」と言う際には、ついつい語調が変化するではないかと。

しかし、育児語の高齢者への転用は、面識のない人への呼びかけとして限定的に用いられているわけでは、決してありません。もっと幅広い文脈で、日常的に使われています。タレントの例は、一つの典型例として引き合いに出したにすぎません。

ある高齢者専用の病院で、看護婦さんの入院患者へのことばづかいを調査したことがあります。

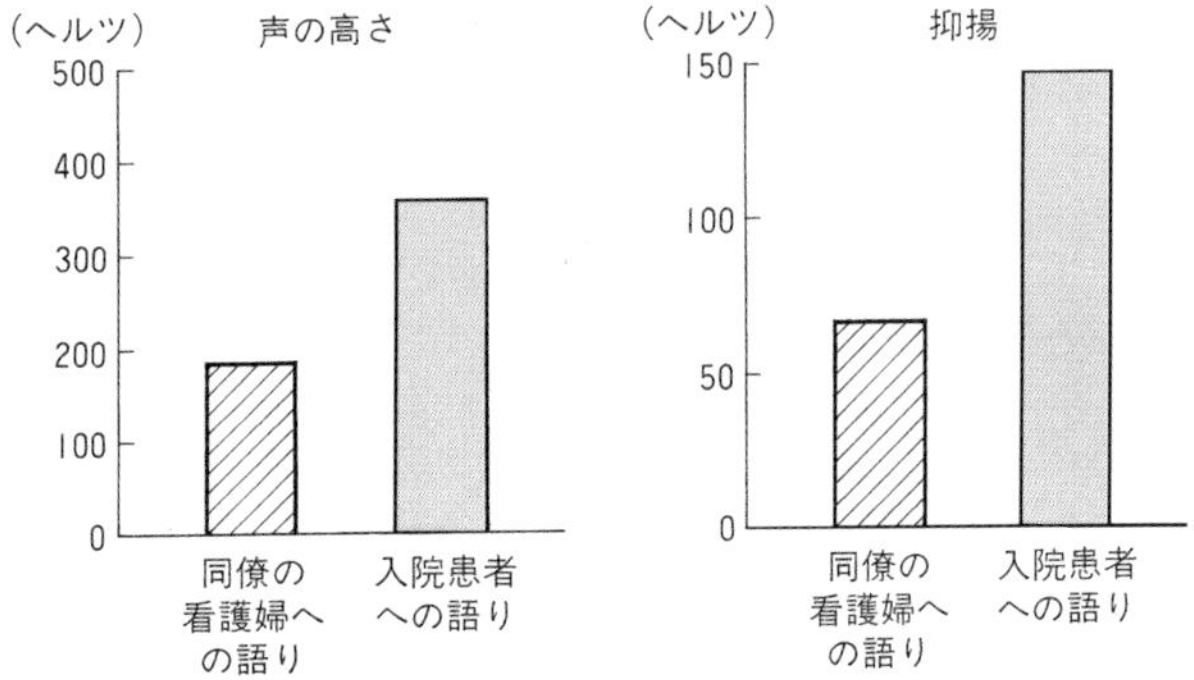

図4－1　高齢者専用病院での看護婦さんの，入院患者と同僚への語り口調の比較

病棟内を巡回する際、本人の承諾を得て白衣のポケットに小型のテープレコーダーを入れてもらい、自然な会話を録音してみました。入院患者さんへ語りかける声の、高さと抑揚の幅を測定します。もっとも、この測定結果だけからでは、育児語の使用が起きているかどうかは判定することは不可能です。「声の調子が高く、かつ、高低の変動が激しくなる」というのは、あくまで相対的に比べた結果にすぎません。ですからふだん、看護婦さんがどういう口調で会話しているかを知ることが、不可欠となります。

そこで対照データとして、看護婦さん同士がおしゃべりしている場面での、話し声を測ってみることにしました。入院患者を巡回したあと、当然、看護婦詰め所（ナース・ステーション）に戻ってきます。ですから、高齢者への話しかけの録音をそのまま続行すると、比較する資料は、簡単に入手できることとなります。そして同一人物について、高齢者と同僚への語り口の音響的特徴を比べてみると、図4－1のような結果が得られたのでした。前者と接するとき、子どもに向かって話すのと同一の特徴が出現するのです。

育児語使用への反応

ただ、病院の看護婦さんについての分析だけで、育児語使用を普遍化していいのかという反論もあるでしょう。なんといっても、話しかける相手は患者さんです。とくに高齢者でなくとも、病人に「いたわり」の態度で接すると、子どもを相手にするのと共通した特徴が出ないとも限りません。

そこで次に、とくに病気を持たない高齢者が日中やってきては、カラオケやフォークダンスを楽しんだりするための公共施設で働く方を対象に、同様の調査を実施してみました。すると、元気はつらつであっても、先ほどの病院の場合とほとんど同じように、育児語がとびかうことが判明したのでした。また、とりたてて高齢者専用でない病院の看護婦さんの、患者さんへの語りかけも調べてみると、相手が六〇歳を超えない限り、とくに声を高くしたり抑揚を大げさにしたりすることは、たとえ重病人に対してでも起きていないことが、明らかになったのでした。

むろん、病院やデイケア施設で働いている人々が、みんな判で押したように、高齢者に対して育児語を用いているわけではありません。個人差があって、使う人もいれば、使わない人も大勢いらっしゃいます。ただ、すべてをひっくるめたうえで、語り口調の音響的特徴の平均的な値を算出してみると、より若年層に対する場面より、総じて差があったという意味であることを了解していただかないと、たいへん誤解を招く恐れが出てしまいます。

しかも、この個人差というのは、高齢者への育児語使用の功罪を明らかにするうえでも、鍵となる現象であることが、研究を進めていくうちにわかってきました。というのも、子どもに話しかけるような接し方をする職員と、そうでない職員が、同一の施設で働いているわけです。だから、どちらの話し口調がより好ましいかを実際に高齢者に尋ねることが、個人差を活用することによって、可能になってくるからなのです。

そもそも、育児語を子ども以外の者にも転用しているとうんぬんしたところで、問題はそうした態度で話しかけられている当の対象が、どう受けとめているかを調べないと、どうしようもありません。そこで個人差が存在すると、都合が良くなってきます。

というのも、高齢者に尋ねることができる。典型的な育児語口調の職員を何人か引き合いに出して、「××さんのような話し方を、どう感じますか?」と、五点満点で評定してもらいます。もちろん、「とても好ましい」が五点、「たいへん不快である」が一点です。同じようにして、育児語を用いていない人についても、「○○さんのような話し方を、どう感じますか?」と尋ねて、××さんと比べてみました。

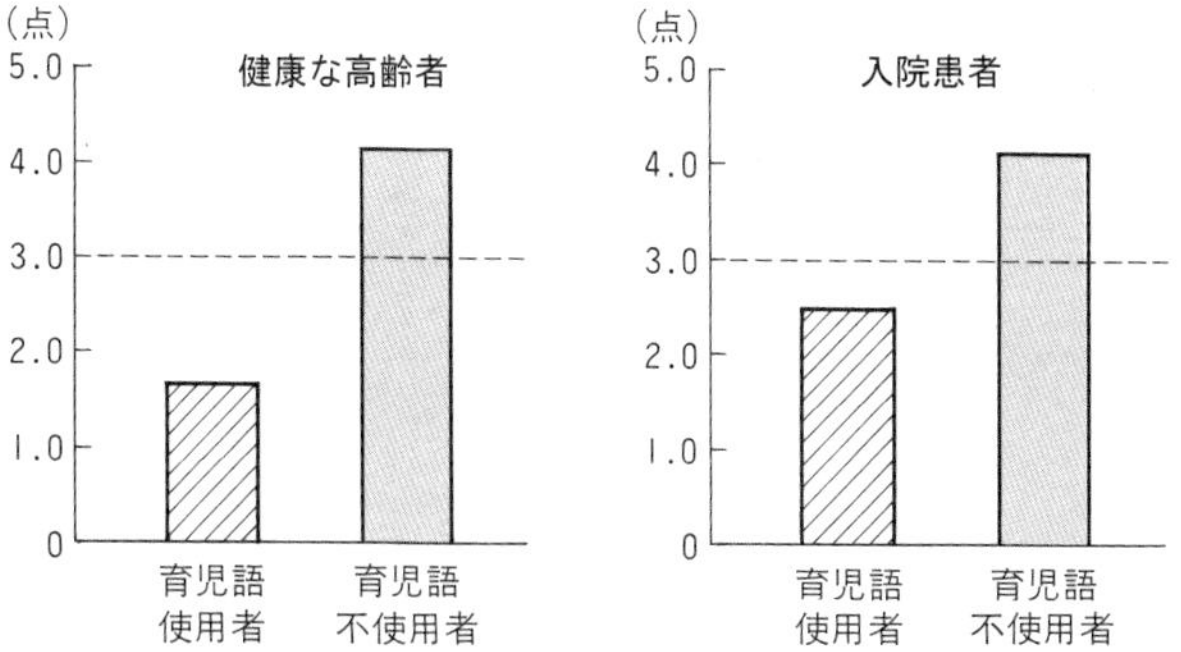

図4－2　健康な高齢者および入院している高齢者の，育児語使用者と不使用者の語り口調の快―不快評定の比較．評定は1～5点の5段階に分かれ，点数が高いほど快の度合いが大きくなる

すると、カラオケやフォークダンスに高齢者が通ってくる公共施設では、図4－2の左のグラフのような結果になりました。平均点で三点が、好ましくも不快でもないという基準になるのですけれども、育児語使用者の話し方はそれを一・二点も下回った評定点になっています。他方、育児語不使用者は概して好意的に評価されている。子ども向けの話し方の転用は、決して歓迎されていません。

ただ、病院では少し、様相が異なってくるようです。育児語使用者への評価は、確かに三・〇より低いことは低いのですけれども、健康な高齢者ほど不評ではない。一方、育児語不使用者への評定は、健康な高齢者とほとんど変化していません。

もっとも、だからといって、病院では育児語をどんどん使うべきだと、奨励すべきものではないようです。実際にインタビューしてみると、健康な高齢者は育児語で

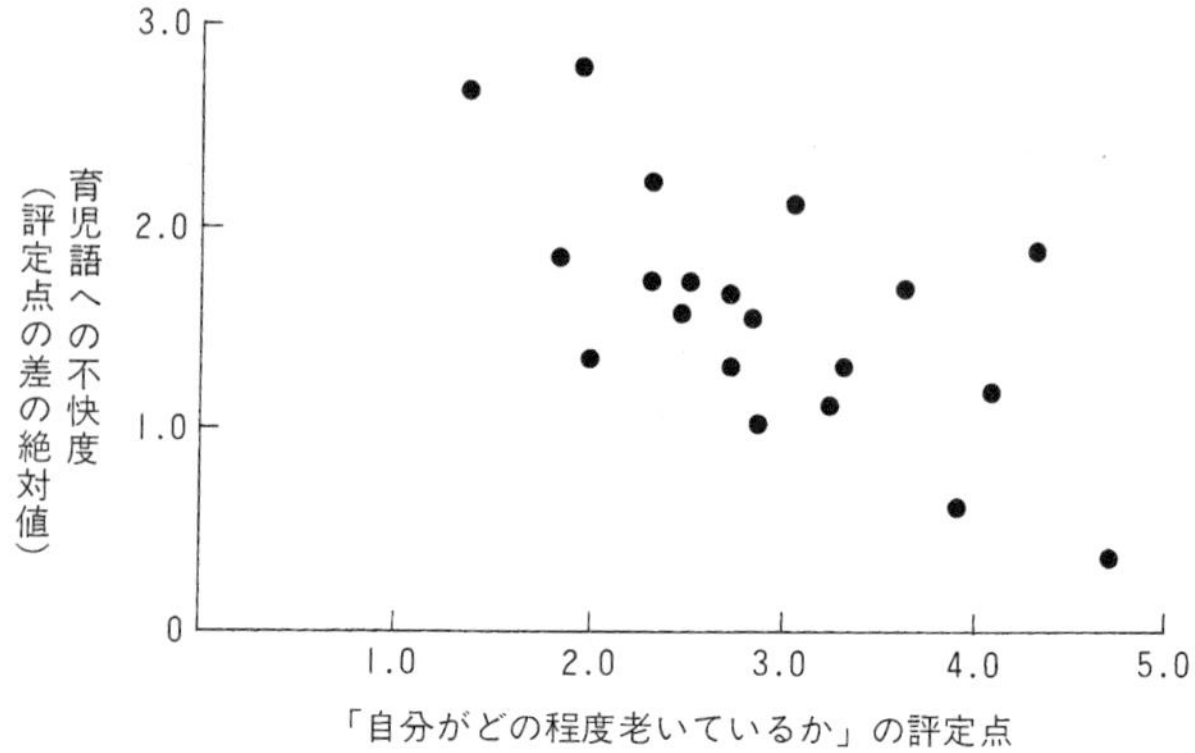

図4－3　高齢者個々人が「自分をどれほど老いていると感じているか」という評定結果と，育児語で話しかけられることへの不快度との関係．横軸は値が大きいほど老いていると感じている

話しかけられることに対して、端的には「年寄りと思って、ばかにしている」と憤慨するのですが、入院患者だと「子ども扱いされても、しようがない点もあるし……」と一種、「あきらめ」の境地に入っているにすぎないことがわかるからです。

そこで次に、図4－2の調査対象となった高齢者のひとりひとりについて、もう少しつっこんだ分析を行ってみることにしました。具体的に何をしたのかというと、まず各個人について、育児語使用についての「不快度」を算定します。どうするかというと、育児語不使用者の平均評定点との差を求めるわけです。差の絶対値が大きいほど、不快度が大きいと仮定して、それを一つの変数とみなす。

さらに同一人物について、「自分がどの程度、老いていると感ずるか」を評価してもらい、もう一つの変数として不快度との相関の有無を検討してみました。すると、図4－3に表したように、非常にはっきりとした傾向が出現したのです。自分が年老いていると感じている人ほど、不快と感じなくなっていくことが明らかになりました。

「老い」へのあきらめ

病院では育児語を用いても、さして不評ではないと安心してばかりはいられないようです。図4－2でも、縦軸はあくまでもプラスの値のままであることに注目しなくては、いけないでしょう。不快であることに、かわりはないらしい。しかし、病院にいる高齢者には「そんなこと言っていられない」という事情がある。

なんといっても患者は、弱い立場に置かれているわけです。「お世話になっている」という意識を、看護婦に対して持っているのではないでしょうか。少々の不快なことは目をつぶって辛抱しなくてはいけない、という気持ちを持っています。まして育児語を使うからといって、相手はこちらに悪意を抱いているわけではないことは、明々白々です。「悪意にもとづいた行為でないのなら、甘んじて受けよう。いつもやっかいをかけているんだし……」というような発想から、不快度が減っていると想像されるのです。

こう書いてくると、読者のなかに看護婦さんがいらして、「私たちは高齢者が相手でも、育児語なんか使って話してない！」と、反論されるかもしれませんね。でも、ちょっと待って下さい。

育児語について誤解しないよう、留意しておかねばならないことが一点、あるのです。

それは、子どもへの典型的な語り口調といっても、いわゆる「幼児風のことばづかい」とは定義が異なるということです。後者は英語でいう、ベビートークを指している。大人が食物のことをあえて「マンマ」とか、あるいは、睡眠を「ネンネ」と表現するといった、幼児の語法をなぞる行為を意味しています。ですから先に、看護婦さんが「おじいちゃん、お注射ですよ」と話しかけることがあると書きましたが、この発話は字面に限定するならば、厳密にはベビートークを行ったと定義されることになる。しかし育児語表現をとったかどうかは、別問題です。声の調子も変化したことが確認されたとき、そこではじめて育児語の転用が起きたということができるわけです。

ですから、しばしば混同されがちなんですが、ベビートークと育児語は意味する内容が別々です。むろん日本では、子どもと接するときに同時に生ずることが圧倒的に起こるのは、周知の事実でしょう。しかし、海外では必ずしもそうとは限りません。欧米では日本ほど、子どもに対してベビートークを濫用しないといわれています。とりわけフランスでは、ほとんど用いられないらしい。幼児にも、大人に対するような語法による話し方をする。ただ、それでも話しかける際には、やはり声の調子がふだんより高くなり、抑揚が強調されるという現象はみられます。育児語は地球上で、普遍的に行われていると言われるゆえんです。他方、ベビートークを行うかどうかは、文化によって違ってきます。

そして高齢者に接する場面を日本で調査してみると、「お注射しましょうね」なんてベビートークは、さすがにあまり行われなくなっているようです。まるで「子ども扱い」で、高齢者の人権をそこなうという意識が浸透しつつあります。でもそれにもかかわらず、声の高さや抑揚の程度はどうかとなると、やはりふだんとは変化して、子どもに対する場面のようになることが、たいへん多いことがわかりました。

しかもベビートークでない話しかけであっても、育児語転用の話しかけをされると、高齢者はやはり不快に感じるのです。

意識化されない「やりとり」

不快に感ずるのですが、「どうして不快なのか」と尋ねても、必ずしも「育児語で話しかけるから」という答えが、高齢者から返ってくるとは限りません。むしろ、原因を特定できないことが多い。その点でも、「子ども扱いされる」と感ずるベビートーク使用と、異なります。しかも理由をつきとめられないほうが、やっかいなこともあります。どのように態度を改めてほしいのか、明確に表明できないからです。

なぜ不快感を育児語と結びつけるのが困難かというと、声の調子を変化させるという行為を、そもそも、われわれが無意識に行っていることに起因しています。子どもの養育態度としての育児語使用は、文化普遍的にプログラムされた行動とみなされています。「しよう」と意図して「する」わけではない。むろん、子どもに接すると、いつでも行われるわけではありません。でも子どもを「かわいい」と感じたなら、発話はおのずと育児語になってくる――そういうふうにヒトのからだは仕組まれている。

むろん高齢者に接する際には、子どもに向かって話しかけるのと同じように、遺伝的に組み込まれた行為が発現するわけがありません。しかし、子どもに向かっては口調を変えるのが常なものですから、「高齢者も子どもと同様に無力な存在」という発想が脳裏のどこかに眠っていると、思わず知らず、ついついよく似た語り口になってくるのだと、考えられます。

話している当人は、話し方が育児語になっていることを認識していないことが、圧倒的に多い。むろん子ども向けの語りをすることの背後に、悪意はありません、むしろ好意的な態度にあることのほうが、多いでしょう。

ところが、コミュニケーションの相手である高齢者は、不快と受けとめます。さらに、不快のわけを説明できないことが、事態をいっそう、複雑にします。話しかけるほうからすれば、「自分は友好的に接しているつもりなのに、相手はどうして反発するのか」といぶかしく思うでしょう。いぶかしいと、態度は硬化していきます。硬化すれば高齢者のほうも、ますます不快感をあらわにするようになっていく。お互いに本意ではないままに、人間関係が悪化する状況に陥る素地ができあがるのです。

「保護するようなコミュニケーション」の流布

このような風潮は、なにも日本に限って起こっているわけではないようです。アメリカをはじめとする欧米でも、多かれ少なかれ注目されてきています。英語では、「patronizing communication」と総称されるまでにいたっています。「patronize」という単語を辞書で調べてみますと、「保護する」とありますから、「保護するようなコミュニケーション」と訳すのが、もっともふさわしいかもしれません。あるアメリカの研究者は、「高齢者を無力で依存的であるとみなす先入観にとらわれたことに起因する、対高齢者コミュニケーションにおいて生ずる対人的態度の過剰調節」と定義しています。

つまり、相手が高齢である、という理由で、接し方を不必要なまでに変えるわけです。むろん善意にもとづいて変化させることが大半なんですが、結果として高齢者との関係は破綻にいたる。しかも、無意識的な過程を媒介していることが、当事者による意図的な修復をむずかしくしています。

では、どうすれば関係の破綻を防げるかというと、社会が高齢者のこころの働きについての誤解をとくことにまさる効果的な方法はない、という結論にたどりついてしまいます。だからこそ高齢者研究は不可欠だし、私がこの本を書くことも、無意味な「単なる趣味的行為」ではないということが、おわかりいただけると思います。

実際のところ、病院やデイケアセンターでボランティアに従事している若い女性と話していると、通院・通所する高齢者を指して、「おばあちゃんたち（注、なんといってもやってくるのは男性より女性が多いですから）かわいい」と、非常にくったくなく表現するのを、しばしば耳にします。悪意なんか、かけらも感じられません。悪意のない行為を周囲が注意するのは、気の重い作業です。でもやはり、こうした高齢者をめぐる保護的なコミュニケーション環境を改善させなければ、これからは、いろいろな問題をもたらす土壌を形成すると、予想されます。

「老い」の自己受容の契機

というのも、高齢者が保護的な態度で接してくる周囲に反発し、双方の関係がこわれてしまうというぐらいならば、率直に言って、まだ害が少なくすんだ部類に属するからなんです。そりゃもちろん、高齢者は「自分のことをわかってくれない」と憤り、周囲は「善意でやっているのに、不愉快な年寄りだ」と、非難しあうのですから、とても憂慮する状況には違いありません。でも互いに不快だから、それで両者が以降、顔を合わさないですむのなら、それは「まだまし」だと言えなくもありません。

本当に憂慮しなくてはならないのは、保護的態度で接されて、いやなんだけれども、回避できない状態にある高齢者だと思われるのです。そして、このタイプの境遇におかれている人のほうが本当は、全体のなかで多数を占めているのかもしれないのです。

図4－2と図4－3に示したように、保護的態度の不快度は、そこから脱出できない高齢者ほど少ない。しかも少ない人ほど、自分で「年老いた」存在と、とらえていることが明らかです。ここからうかがえるのは、本当は年寄り扱いをうけて、最初は憤慨したとしても、くりかえしくりかえし同じ態度で扱われると、それを受容するようになるという事実だと思われます。一種の洗脳だと書いても、かまわないでしょう。

ストックホルム症候群と呼ばれる、社会心理現象が知られています。テロリストに長期にわたって監禁された人々の心理の、時間的推移の特徴を指す用語です。なんの関係もないのに、偶発的にその場にいあわせただけで、人質にされたと仮定します。すると当然のことですが、最初はテロリストたちに対して反感を抱くのがふつうですよね。ところが拘束が長期化すると、心理が豹変していくという。むしろテロリストに共感を覚えるようになっていく。逆に、外部にいる、自分たちを救出しようと努力している人々（要するにテロリストにとっては、「敵」にあたるわけですが）に、敵意を持つようになっていく。

パレスチナゲリラによって人質にされたのに、自らゲリラ組織に入ったアメリカ女性が、もっとも有名な例ですが、そこまで極端でなくとも、免れる術のない状況下での単純反復される刺激に、ヒトは意外なほど弱いとされています。ナチスドイツのプロパガンダを持ち出すまでもなく、カルト集団のリクルート戦術というのは、多かれ少なかれ、この弱点を突いたものといえましょう。

ゲリラの人質といった極端な状況下にいるわけではないにせよ、高齢者に属するかなりの人々もまた、程度こそ小さいものの、いわば一種の「人質状況」にいるのかもしれません。だからこそ、年寄り扱いがつづくなかで真実、無力な年寄りという立場を甘受するように、自己認識が改められていくのです。

環境によって決定される自己像

この本の第一章で、自己の身体意識について、「からだを思うままにあやつるわたし」という対自身体のほかに、環境によって規定される、対他物身体の側面を無視することができないということに、すでにふれました。身体意識というのは、自己知覚のなかでも、いわば「私的」な心的現象に属するものと、分類できるでしょう。

そんな私的自己知覚ですら、外界からのフィードバックぬきには成立しえないわけです。まして、「自分がどの程度に年老いているか」といった「社会的」自己知覚の形成に、環境からの働きかけが影響を与えないはずがありません。しかもこの場合の環境とは、自己意識の社会的側面がとりざたされている分、当然やはり社会性を帯びてくる。すなわち、人間関係によって大きく左右されることとなってきます。

「自分が社会的にどういう存在であるか」が決定される過程を、インディアンポーカーというゲームにたとえた心理学者がいます。まずトランプのカードを五枚ずつプレーヤーの手もとに取り、おのおのが好みの枚数を、伏せられた場の札と交換します。この限りでは、ふつうのポーカーと同じルールに従っているにすぎません。ただ違うのは、最初に五枚受け取ったときに即座に、そのうちの一枚を額に張りつける点にあります。しかも相手方には見えるように、自分には見えないように張りつけて、残り四枚のなかで、好みの枚数を場の札と換えるのです。

それから相手と、勝負にのぞみます。ですから勝負を賭けているものの、個々のプレイヤーは自分の手の内のすべてを知っているわけではない。しかも知らない部分が、相手には丸見えになっている。逆に、自分にも相手の手の内の一部が明らかになっているんだが、それは相手にはうかがい知ることのできない部分なわけです。

勝負に勝つためには、相手の顔色を見ながら、自分でもわからない自分の一部を推測することが不可欠となってくる。これこそ、自分と他人の認知に関する、というより人間関係全般についての、すぐれたモデルだというのです。私たちは、どういう表情を他人に対して向けているのか、知る術を持っていません。額に張りつけた一枚のカードと、同じといえる。しかもここまで再三ふれてきたように、個々の場面での行為は、往々にして無自覚に行われる。意識を伴わずになされ、かつ自分には見えない行動をする自分というものを、いったい、どういうふうに知覚したらいいのかというと、相手（つまり他者）の行動や言明を手がかりにするしか、手段は残されていないことに気づくに違いない。

そうした典型的な例として、子どもがどのように「痛み」を獲得できるかを考察した研究が、知られています。ふつう、コップや鉛筆などの単語なら、外界の対象物を大人が指さしてやって教示することができますが、痛みというような感覚的な語彙だと、直接の指示ができません。それを子どもは、どうやって習得するのでしょうか？

幼い子どもがたとえば、転んでひざをすりむき、痛がって泣いているとします。すると大人は十中八、九、「痛かったねー」と話しかけること受け合いでしょう。その「痛かったねー」がなんのことはない、このような状況下では「痛い」と表現するのだと教える機能をはたしている、というのです。ですから今度次に転んだとすると、子どもは今度は自発的に「痛い！」と叫ぶようになる。また他人が同じような状況に陥ったのに出くわすと、「痛いの？」と尋ねるかもしれません。

最初から子どものこころのなかに、「痛み」というものの特異的な状態を規定しなくとも、いっこうにかまいません。他人が「痛い」ときの、その人の行動さえ規定のなかに所与として存在するならば、個々人の内的体験は容易に輪郭づけられるのです。もちろん他人は、その個人にとって痛みという範疇に含まれる行動を目撃したときのみ、「痛いの（痛いのですか）」と尋ねることでしょう。そして、われわれは幼少時に、特定の人物から（たとえば養育者から）のみ、語りかけをシャワーのように浴びることを、経験します。

結果として、痛みの意味の範疇には個人差が生まれ、個人差のなにがしかの部分は、世代から世代へと継承される結果がもたらされます。文化的存在としての個人は、こうして形成されていく。つまるところ、自分をもうひとりの他人として外から観察し、さまざまにレッテルを貼ってもらうことによってしか、私たちは自分のありさまを記述する術を学ぶことは、できないことがわかります。

年寄り扱いすることで「年寄り」は生まれる

そして、自己知覚の形成は、とりたてて幼少期に限ってなされるものではないのです。むろん、子どもの時分に自己認識の主要な要素が獲得されることは、まちがいありません。しかし、ヒトの一生の過程（ライフサイクル）は長く、かつどういう年齢の段階でどういう人間像であるべきかは、時代や文化的状況によって変わっていきます。

おのおのの年齢にふさわしい振舞いをすることが、期待されている。でも、自分がいま行っている挙措が、真実「年齢にふさわしい」とみなされている範疇に属するか否かは、「対自的な思考」ではなかなかわかりません。要するに、インディアンポーカーで額に張りつけた札の内容に相当します。周囲の反応から推しはからざるをえない部分なわけです。

そういう状況下で、年寄り扱いされたとしましょう。その契機はすでに前の章までに書いたようなことからはじまります。老人的な話し方をする、感情の起伏が乏しいなどなど……本当は大部分が誤解にもとづいているのだけれども、「ああ、この人も老いたな」という印象が、無意識的に語り口などの態度に反映される。

もちろん年寄り扱いされたほうは、最初は抵抗を試みます。けれども一抹の不安が頭をかすめることもある。第一章で紹介したように、対自身体と対他物身体に乖離が生じ、環境と自己とのあいだに薄膜を感じだしている場合が典型です。加えて日本文化には伝統的に、年齢意識をとても強調する風潮が存在するのではないでしょうか。たとえば地球上には、自分の年齢を知らない、あるいはおぼろげにしか覚えていないという民族がたくさんいると、文化人類学者は報告しています。それに比べて日本人は、かなり自分の年齢というものを強く意識するように、思えてなりません。

ひとむかし前の女性は、いわゆる「老齢」に達すると、着物一枚を買うにつけても、「派手か地味か」を、ずいぶん思案しなければ、なりませんでした。それは年齢の美学というとかっこういいですが、派手なものを着ると社会的制裁をうけることも、多分に作用していたに違いありません。「年相応」ということが、重要視されていました。そうした「老齢」を甘受することが美徳であるとする発想は、色をうすめこそすれ、今なお残存しています。

本来的には、老齢に達したことを認めるのは、翁童のなかの翁としての社会的役割が機能していたからこそ、意義を有していたはずなのです。翁が失墜したのちの今、あえて老年として人生を区切る必要がどこにあるのか、その根拠はかなり薄弱といわざるをえないのではないでしょうか。

それにもかかわらず、「高齢者は年寄りらしく」という発想だけは、生きつづけている。文化的背景と、自分自身ひそかに感じている世界への疎外感、そこへ周囲から「年寄り扱い」のはてしないくりかえしがおしよせたとき、「ひょっとして私は、自分で思っているほど若くもないし、元気でもないのじゃないか」という疑念が首をもたげたとしても、全然おかしいことではありません。ストックホルム症候群に陥る人質が、外部からの情報の遮断と、自己の無力感と、テロリストによる反復するプロパガンダによって洗脳されていくのと、かなりよく似た過程で、高齢者の心は「老い」を自覚しはじめると表せましょう。

高齢者の心的老化は、当人と、当人をとり巻くより若年の世代との共同作業によって構築されていくことが、おわかりいただけたと思いますが、ただ、作業の大半は、当事者によって意識されることなしに、遂行されています。まずそれをおのおのがいかに自覚するかから、こころの老いの防止の一歩ははじまるのだといえるのです。

第五章　将来への悲観がはじまるとき

他者からのレッテルによって「老い」の意識が生まれる

私たちのこころは、どこに存在するといえるのでしょうか？　そんなこと、いわずと知れているじゃないか、個々人の脳のなかにある、という答えが返ってくるかもしれません。今日では、いちばん常識的な回答といえるでしょう。

それでは私たちが自分を、「まだ若い」とか「年をとったなあ」と感じたりする、その認識はどのようにして形成されるのでしょうか？　なにはともあれ、自己の立居振舞いを客観化することが、不可欠に違いありません。そして客観化するためには、まず自己の内的な状態あるいは外見を、主観的・自覚的に経験しなくてはならないでしょう。つまり自分を意識することが求められます。そのうえで、意識している状態を外部から「見立て」たときにはじめて、客観視が可能となってきます。

けれども、自分がひたすら内省することによって自己を把握しようとする限り、こうした意識化はまず起こってきません。契機となるのは、他者の存在であり、他者によっていかに働きかけられるかによって、私たちはそれまで気づいていなかった自分に、思いいたるきっかけが与えられるのです。ですから、私たちのこころは、本人の脳に存在するのとまったく同程度に、他者の脳内にある、と表現したところで、あやまりとは決めつけられません。

「老い」の意識にしたところで、そのかなりの部分を、高齢者は、周囲の「老人」というレッテルを受け入れることによって、獲得していくのだと考えられます。もちろん加齢に伴って、心身の機能が総体として衰えていくのは否めない事実です。記憶力ひとつとっても、年とともに物覚えは格段に悪くなるかもしれません。それを、強いて「若者ぶる」必要は、ありません。けれども今日、必要以上に「若者ぶって」いる高齢者と、必要以上に「年寄りぶって」いる高齢者の、どちらが数の上で多いかと調べてみたなら、圧倒的に後者が前者をしのいでいるのでは、と想像するのですが、どんなものでしょう。

しかも、若者ぶることに比べて、年寄りぶることのほうが、弊害ははるかに多いと思われます。典型として、最近、初老性のうつ病が増えているということをあげることができるでしょう。初老期の高齢者の自殺する比率は、全人口中で青年期に次いで高いのですが、その八割以上が、精神的な病気、とりわけうつ病によるといわれています。

うつ病の原因としては、慢性ないし難治性の疾病への悩みによるものが、全体のおよそ四分の一を占めていますが、残りの四分の三は、心的な理由によるとされています。たとえば「孤立無援感」「生きがいの喪失」「老醜を哀れむ心情」などが、列挙されている。「現実としっくりいかない」「何のために生きているのかわからない」そして「年とって醜い姿をさらしたくない」といった心情……いずれも高齢者は自分で「そう」感じているつもりですが、実は周囲からのレッテルによって大幅に感化されていることを否定するのは、たいへんむずかしいことのように思えます。しかも当のレッテルが、高齢者への不当な誤解にもとづいて形成されていることは、今まで再三再四指摘してきたとおりなのです。

将来への不安の増大

老年期に特有のうつ病が、初老と呼ばれる段階に集中的に生ずることは、注目に値する現象だといえるでしょう。それは育児語ふうの口調で語りかけられることに強く反発していたのが、ようやく収まりかかったころに相当します。つまり、年寄り扱いに「なにくそ」と抵抗していたのが、「やっぱり本当に老いてきはじめているんだ」と自分自身で納得しだすころが、もっとも精神的に動揺する時期といえます。

このヤマを通り越すと、こころはむしろ平静をとり戻します。ただ、情緒的に安定したと、手ばなしで喜んではいられません。それは実は、老人であることを、当人が受容してしまっていたからである可能性が高い。育児語で話しかけられても、以前のようには不快に感じなくなるのと対応します。本来ならば、うつ病にまではならなくとも、老人への入り口にさしかかったとき、心理的に不安定になるのは、かなりの割合の人が経験することと推測されます。そこで周囲が敏感に察知し、また当人にも適切に働きかけるなら、こころの老いていくのを今よりはるかにくい止められるのではと、想像されます。

では、こころが老化してしまうとは、具体的にどういう状態にいたることを意味するのでしょうか？

なによりも、将来というものについて、希望が持てなくなってしまいます。自信をなくし、孤立している。生きている張りがない状態に陥る。初老期には、周囲との葛藤から自己についての否定感が急性的、衝動的に出現するのですが、やがて時がたつにつれて、それは慢性化した絶望感、疲労、落胆に取って代わられるようになっていきます。

これから先、「○○くらい将来には、××したい」とか「△△であったらよい」といった見通しを、抱けなくなってくる。そうした暗さがこころの奥底にひそんでいるかどうかは、調査するものがインタビューを試みたところで、高齢者からなかなか引き出せるものではありません。それは当然でしょう。質問しにやってくるのは、今まで会ったこともない人間です。正直な思いを、さらけだせというほうが無茶というものです。

けれども設問に少し工夫を凝らしてみると、高齢者個々人がどういうような（明るい、あるいは暗い）展望を自分のこれからの人生について持っているかが、把握できることが明らかになってきました。どうするかというと、今から先の一年間という未来が、現金に換算していくらの価値を持つかというように、いわば時間を評価してもらうのです。

なお誤解のないようにお断りしておきますが、今から紹介するような調査は、決して個人のプライバシーを興味本位にほじくりかえそうと考えて、行っているものではありません。あくまで、よりよいこころのケアの実現をめざすための試行であることを、付記しておきたいと思います。

金銭の時間割引率の調査

具体的には、質問紙を用いて調査を行いました。どういう内容を尋ねるかというと、かなり唐突かもしれませんが、突然ある額の現金がもらえることになった、と仮定して、その受領の時期と金額について、二つの可能性を呈示する。どちらの可能性をより好むか、を選んでもらうという方法で、個々人が将来への不確実性をどれほど大きく感じているかを、明らかにしようと考えたのでした。

質問紙調査に際しては、実験者によって以下のような教示が、まず与えられます。

この研究の目的は、もらえる時期と金額の異なるお金に対するあなたの好みを、調査することとです。この研究では、あなたに、お金に関する架空の問いに対する答えを選択肢のなかから選んでもらいます。

こう言って、見本となる選択肢が書かれたカードを、取り出します。カードには左側に、「今すぐもらえる九万一千円」、右側に「一年後にもらえる一〇万円」と書かれています。説明は、なお続けられます。

ご覧のように、二つの選択肢の組み合わせがあります。左側の選択肢は、すぐもらえるお金の額が書かれています。この金額は、これからお見せするいくつものカードによってさまざまに異なります。一方、右側の選択肢の金額は常に一〇万円ですが、ただし支払いは遅れることになります、また、いつそのお金をもらえるかは、カードによってさまざまに異なります。

今から私（つまり実験者）が、次々とカードをお見せしつつ、そこに書かれた選択肢を読み上げていきます。あなたの仕事は、示された二つの選択肢のどちらかを選んで、回答用紙に好きなほうを答えることです。その際に大切なことは、毎回呈示されるカードのみにもとづいて、意志決定を行うことです。以前に見たカードの組み合わせにもとづいて、選択を行わないで下さい。正しい選択、あるいは誤った選択というものはありません。私たちは、あなたがどちらの選択肢をより好きかということに興味があります。

そして質問の有無を確認し、若干の予行を行ったのち本番に入ります。

本番ではあらかじめ教示したように、カードの左側に書かれている「今すぐもらえる」お金の金額が、さまざまに変化していきます。五万円だったり、七万円だったり、九万九千円だったりします。ただし常に、一〇万円未満です。というのも、右側の選択肢では金額が一〇万円に固定されているわけですから、今すぐもらえるお金がそれ以上であるような選択肢を呈示するのでは、調査する意味が全然ありません。

ただ、右側の選択肢では、左側を上回る一〇万円の取得は保証されているものの、もらえる時期が変動するわけです。半年後だったり、一年後だったり、あるいは一〇年後だったりする。さて、質問を受ける側にまわって想像してみて下さい。呈示される二つの選択肢を比較すると、右側の「待つ」場合のほうが、もらえる金額が大きいことは確かです。けれど、じゃあ常に「待つ」ことを選択するかというと、そうとは限らないでしょう。

極端な例として、「今、すぐに五万円やる。でも一年待てば、一〇万円になる」と言われたら、どうでしょう。かなりの人が、「待つ」と答えるのではないでしょうか。しかし、「今、すぐに五万円やる。でも五年待てば、一〇万円になる」と言われて、「待つ」人はずっと少なくなると想像されます。そもそも一年で五万円の純増がのぞめるのと、五年で五万円では、利率が違います。

利率だけが、選択肢を決定する要素ではありません。「五年辛抱すれば、五万円を三〇万円にしてやる」と言われても、やはり待つ人はあまりいないかもしれません。もちろん、辛抱するという人もあらわれることでしょう。

では同じ二つの選択肢に対して、「今もらう」人と、そうでない人との差は何なのかと考えてみると、待つほうの選択肢に示されている、将来の期間に対する展望みたいなものを、各人が持っているかどうかに、大きく支配されていることに思いいたります。

「五年待てば、五万円を三〇万円にしてやる」と聞いて、五年後を身近な未来と考えられる人は、「待つ」と答える確率が高いことでしょう。だって、年利一二〇パーセントなんて金融商品は、どこにも見あたりません。他方、いくら超高利まわりのお金をもらう話があっても、「五年後なんて自分はどうなってるかわかんないじゃないか」と感ずる人は、「ともかく今、くれるというものをもらっておこう」と決断するでしょう。

こう考えてくると、二つの選択肢が呈示されたとき、「待つ」ほうに書かれてある金額が、「今すぐもらえる」ほうを、相当程度に大きく上回らないと前者を選ばない人というのは、相対的に、自分の将来についての不確実性が高いという結論にたどりつきます。

質問紙調査のはじめに示したカードに戻って、一年後にもらえる一〇万円と、今すぐもらえる九万一千円とは、ちょうど等価であるという人がいたとしましょう。さらにつっこんで詳しく聞いてみたら、今もらえる金額が九万二千円なら、一年待つことはないけれども、九万円しか取得できないなら一年待つことが判明したと仮定します。このとき、その人は今からの一年を、一〇万円あたり九千円の価値と等しいと考えたと、表現できます。一年の時の経過分を、九パーセントで「割り引いた」ことになる。こうした九にあたる値は、上述の質問紙を用いると、被調査者全員についてそれぞれ固有にはじきだされてくることになりますが、それを、各人の時間割引率と呼ぶことにします。

時間割引率は加齢とともに変化する

時間割引率が高い人というのは、「ともかく今、お金が欲しい」という思いが強いことが、うかがえます。一年待てば、もっと多くの額になるんだけれども、待てない。待てないということは、将来を不確実なものと受けとめているからだと、考えられます。ですから、割引率の値に個人差が見られたとしたら（当然、個人差があってしかるべきなのですが）、それは、それぞれの人の生活上のこれからの見通しを、どれほど確定したものと感じているかに依存すると、予想されるのです。

「あなたは自分の未来について、どれほどの不安を抱いていますか」とみんなに聞いてまわったとしても、各人が不安を率直に語ってくれることはとうてい望めませんし、また量的に比べることも不可能に近い。しかし、お金にまつわる架空の物語になぞらえて聞いてみると、本音を数字として引き出すことが可能となるのです。

さて、この質問紙を用いて、高齢者がおのおの、どういう将来への見通しを持っているのか、調べてみることにしました。ただ、今までも書いてきたことのくりかえしになりますが、高齢者だけを分析したところで、高齢者の特徴はなかなかつかめません。より若い年代層と比べてみてはじめて、加齢の影響が判然としてくる。ですから、今回の調査にあたっても、二〇歳にはじまって、各年齢層の人について、まんべんなく同一の質問を行うことで、とりあえず時間割引率が生涯にわたってどう変化していくかから、明らかにしていこうと考えました。

二〇歳、三〇歳、四〇歳、五〇歳、六〇歳、それに七〇歳の人それぞれ五〇人に、例の質問を行ってみました。そのうえで、一年後にうけとれるお金を今うけとれるとして、どれだけ割り引かれたら等価とみなすかという、時間割引率を年齢別に算出してみた結果が、図5－1に曲線として描かれています。

グラフを見て、たいへん顕著な傾向があることに、もう気づかれたことでしょう。そう、年齢を重ねるに従って、時間割引率の値はおおよそ減少する傾向を示すのです。とりわけ、二〇代から四〇代にかけての減り方は、劇的です。それからは漸次減少という感じになっていって、六〇代にいたります。ただし六〇歳をすぎると、今度は逆に、値は上昇してしまいます。二〇代から六〇代にかけてと、それ以降とで、加齢による変化の仕方に質的な相違がある可能性が、うかがえます。

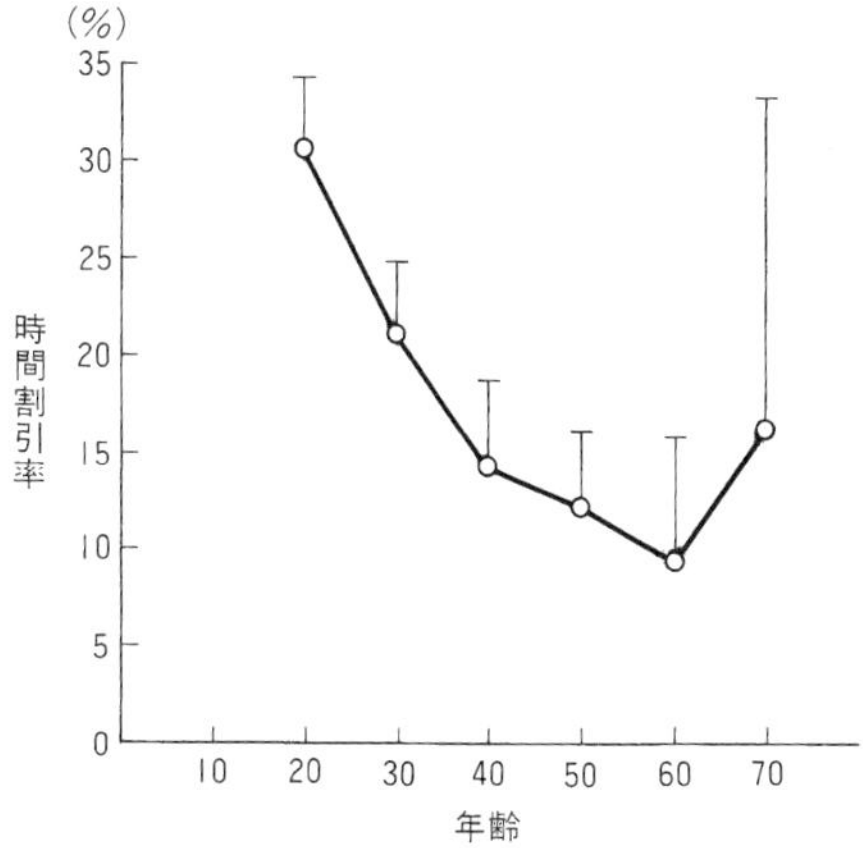

図５－１　時間割引率の年齢別比較

各年齢における割引率の平均値を表す点の上に添えられたバーは、五〇人の個人差がどれぐらいかを表示しているものと、みなして下さい。バーが長いほど、個人間での割引率がバラつくことを示しています。するとバーの長さの比較からも、七〇歳は若年層と異なっていることが、わかります。つまり、値が個人によってずいぶん多様であることが、示唆されています。平均値を一つの点で表したものの内実は、非常に人生の先行きに不安のある人からそうでない人まで、いろいろであるらしい。それに対して六〇歳まででは、みんな相対的に類似した程度の不確実性を、自分たちの未来に対して抱いているようです。

将来への不確実性の程度は、今まで生きてきた年月に逆比例する

実際のところ、二〇歳から六〇歳にかけての間に関する限り、時間割引率の値は、非常にはっきりした一つのルールに従って変動していることが、図5－1から読みとれるのです。どういう規則性か、おわかりになりましたでしょうか？

二〇歳の人の時間割引率は、グラフからおおよそ三〇パーセントと読みとれます。三〇歳ではそれが二〇に減っている。四〇歳だと一五、五〇歳では一二くらい、六〇歳だとだいたい一〇に近い値です。ところで、これは一年先にうけとる金額を、今もらうと仮定した場合の割引率でした。そこで、今からの一年という期間が、各年齢層の人々にとって、自分のこれまですごしてきた人生に比して、相対的にどれくらいの長さであるかを、考えてみることにします。

つまり、同じ一年三六五日でも、過去にどれほどの期間を各人が生きてきたかで、その重みの感じ方は左右される、と仮定してみるのです。具体的に、二〇歳の人にとって、今からの一年は、過去の全人生の二〇分の一の長さに相当します。三〇歳だと三〇分の一、六〇歳だと六〇分の一です。二〇歳から六〇歳までをすべて並べてみると、二〇分の一、三〇分の一、四〇分の一、五

となります。

〇分の一、六〇分の一となり、きれいな整数比に換算すると、三〇対二〇対一五対一二対一〇となります。

もうおわかりかと思いますが、この比は図5－1のグラフの割引率の年齢変動と、ぴったり一致してしまいます。つまり、私たちは基本的に、長く生きれば生きるほど、自分たちの未来についての不確実性を減らしていくらしい。不確実性は、送ってきた人生の長さと、きれいな逆比例の関係を持つらしい。

よく考えてみれば、当たり前のことかもしれません。だって長く生きていれば、自分がこの先の一年をどうすごすのかについての安定感は、より増してくるのがふつうでしょう。中年になると、「もう人生の先が見えてしまった」なんて口走る人が多いともいわれているではありませんか。

でも、だとすると今度は、七〇歳以上で割引率がむしろ上昇傾向をたどるのが、不可解に見えてきます。先ほどの原則に従えば、不確実性はより少なくなりこそすれ、増えるゆえんはないはずです。それなのにどうして増加し、かつ個人差が拡大するのでしょう。

上述のルールに即する限り、七〇歳での時間割引率は二〇歳のときが三〇なんですから、その七〇分の二〇として、ざっと八・五ぐらいの値に落ちつかなくてはならなくなる。ところが現実には、個人差が激しくなって、平均値はこの理論予測をはるかにしのぐものになるのです。

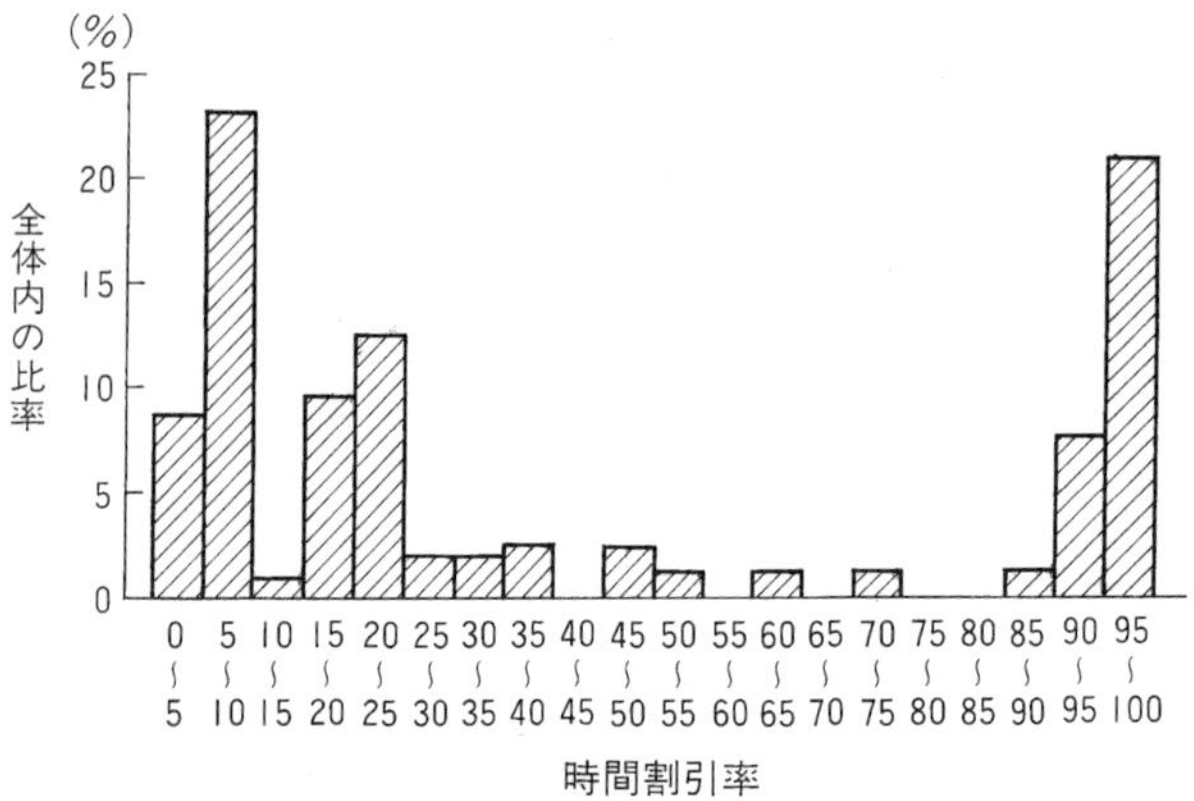

図5－2　70代50人の時間割引率ごとの分布

三者三様の言い分

個人によって回答にバラつきがあるというので、七〇歳についてはとりあえず、もう少し詳しく資料を検討してみることにしました。図5－2がそれです。調査対象となった五〇人がそれぞれ、どういう時間割引率だったのか、分布の仕方を分析してみました。

すると回答のパターンに、三つくらいの違う傾向があることが、うかがえます。三通りのうち一つのグループでは、やはり値がたいへん低いところへの集中が起こっていることが、納得いただけると思います。だいたい五～一〇の値にピークがある。ですからやはり、先ほどの理論予測どおりの答えを返す人も、少なからずいるわけです。ただし、それは全体の約四分の一弱にすぎない。ちなみに他の年代層ではどういう分布を示すかというと、こんなに三つの部分集合に分かれたりは、全然しません。図5－1のグラフのなかの平均値あたりを中心にした、一つのきれいな山型が形成されます。

でも七〇歳では、理論予測値とまったく反対のあたりにも、違う一つの集まりができています。時間割引率が、途方もなく高くなっているわけです。それともう一つは、これらの中間に位置する集合が存在する。これは数の上では、他の二つの集まりよりは小さい。いわば第三のグループといえましょう。

どうして、こんなに分布が多岐にわたるのか。とりあえず当事者の言い分をたずねてみることにしました。

まず理論予測に近い答え方をした高齢者に聞いてみると、おおよそ「一年くらい、すぐたつから……」というような答えが返ってくることがわかりました。では、正反対のグループに属する人はどうかというと、逆に「一年なんて、とても待てない」と答えます。そもそも時間割引率が八〇以上ということは、一年待てば取得できる金額が今の五倍以上になるわけですが、それでも「今もらうほうを選択する」「一年先にどうなってるか、見当もつかないから」というのが、典型的な回答でした。

一方、第三のグループの反応は、やはり上記二グループの中間をいくものでした。時間割引率の実際の値は、二〇くらいを中心に分布しているわけですが、「さして『ぜひ今ほしい』というほどのこともないが、もらえるならあまり待ちたくない」という感じの回答が多い。「でも、一年で受け取り総額を二割以上ふやしてくれるというのなら、一年くらい待ってもかまわないよ」という雰囲気です。

なお、つけ加えておかなくてはなりませんが、時間割引率というのは、個々人の将来への不確実性を問うわけですから、質問されている人のあいだで、健康の問題や経済的な困窮度が違っていれば当然、結果が大きく左右される。とりわけ高齢者の場合、慢性的な疾病に悩んでいたり、収入が途絶えていることの影響によって、個人差が拡大した可能性を考慮する必要が生じます。

ただ、今回の調査に限定すると、被調査者の健康条件と経済条件は、極力、コントロールしてあります。五〇人のなかに命にかかわるような疾病を持つ人はいません。みんな年金取得者で、生活に困っているようなこともない。それでもなお、三つのグループに分かれてしまう。ですから、もっと心理的な要因の介在を想定せざるをえないと、思えます。

時間知覚の加齢変化

それでは、この結果を合理的に説明するために、どうアプローチしていけばいいのでしょうか。とりあえず、「時間経過」の感覚というものに、着目してみようと考えました。

それというのも、私たちは多少なりともみんな、年をとるにつれて、なんとなく、時のたつのが速くなっていくような印象を抱いているのではないでしょうか？　だから時間割引率が加齢とともに減少するという結果をみても、さして驚かない。現に七〇歳の被調査者でも、約三分の一の人は、「一年なんか、すぐたつ」というように答えます。

ところが七〇歳になると一方で、「一年なんてとても待てない」という人が、全体の三分の一も突如、出現する。ですから、このグループの高齢者は、時間感覚そのものが、加齢に従って変質してしまったのかもしれないと、思った次第なのです。そこで今回の質問紙調査を行った二〇歳から七〇歳の各年齢層五〇名を対象に、さらに時間知覚の実験を実施することにしました。

実験心理学の領域では、われわれが時の長さをどう知覚しているかということは、ずいぶん古くから研究されていて、分析方法も多く開発されています。今回の実験では、そのなかの「主観的一秒」の計測という技法を採用することにしました。実際に課題となる作業は、すこぶる単純です（そもそも高齢者も参加するため、もっとも単純な課題を選んだから、主観的一秒におちついたのですが）。

まず、椅子に座って目を閉じてもらいます。実験者が「スタート」と声をかける。スタートののち、被験者は頭のなかで、三〇秒を計測するわけです。三〇秒たったと思ったら、手をあげる。実験者は、スタートから手が上がるまでの時間を、ストップウォッチで、測ります。計測した時間を三〇で割って、出てきた値が、この人の主観的一秒と定義されるわけです。むろん同一人物

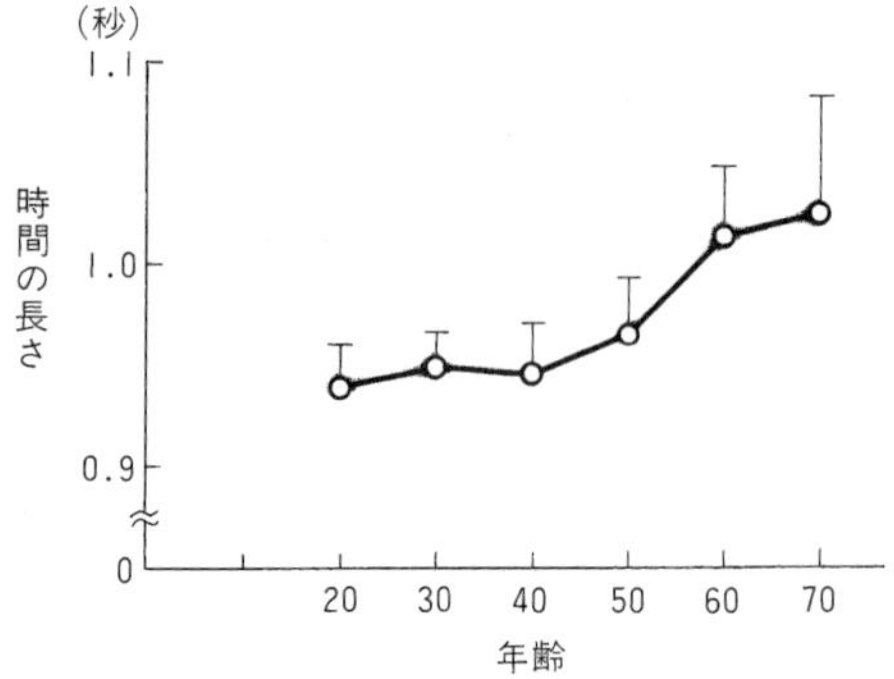

図5－3　主観的1秒の値の年齢別変化

について、何度か計測をくりかえし行い、算術平均します。

　こうした作業を、二〇歳から七〇歳の年齢層でくりかえし行って、年齢別の平均値を計算すると、図5－3のようなグラフが、できあがったのでした。加齢とともに、主観的一秒の値が大きくなってくることが明白になっています。若年層では〇・九秒台ですから、現実の一秒の物理的な長さが短く知覚されているのに対し、年をとると一・〇秒を超えた時間経過を一秒と把握するように変わっていく。

　もちろん一日あるいは一年の長さは、本当は不変ですから、主観的一秒が長くなると、一定の時間が過ぎていくのに要する心理的時間は、逆に短くなってくると推測されます。やっぱり高齢者ほど、時のたつのは速いらしいんですね。

　ただ図5－3のグラフに見られる加齢変化のパターンは、図5－1のそれと必ずしもパラレルでないことは注意を要するでしょう。主観的一秒の値は、二〇代から三〇代、三〇代から四〇代へと時間割引率の場合のように、大変動を遂げるわけではありません。むしろ、この間にはほとんど何も変わることがない、といえます。そして、六〇代ごろに値が、がくんと大きくなる。それから漸次、上昇傾向をたどっていきます。ですから、主観的一秒が年とともに増加していくから、時間割引率が減少するのだとは、一概に結論づけられそうにありません。むしろ将来に対して抱く不確実性と、現実への時間知覚とは、やはり次元を異にする心理作用であることを示唆していると、受けとめるべきでしょう。

主観的一秒の個人差の決定因子

図5―3のグラフの、各年齢の平均値を表す点の上に添えられたバーは、図5―1と同様に、個人差の程度を示しています。するとやはり、高齢に達して主観的一秒がおおむね長くなるにつれて、被験者の間でバラつきが出てくることが、わかります。さて、ではこの主観的一秒の個人差は、時間割引率に見られた個人差と、なんらかの有機的な関係を持つのかどうかが知りたくなってきます。

そこで図5―2のグラフから明確になった、時間割引率の値が互いに異なる三つの高齢者グループごとに、主観的一秒の比較を試みたのが、図5―4のグラフなんです。時間割引率が一〇パーセントまでの高齢者と、一〇以上三〇パーセント以下、三〇パーセント以上に分類して、時間知覚実験の結果を比べてみました。しかし、差は全然出てこないことが判明しました。

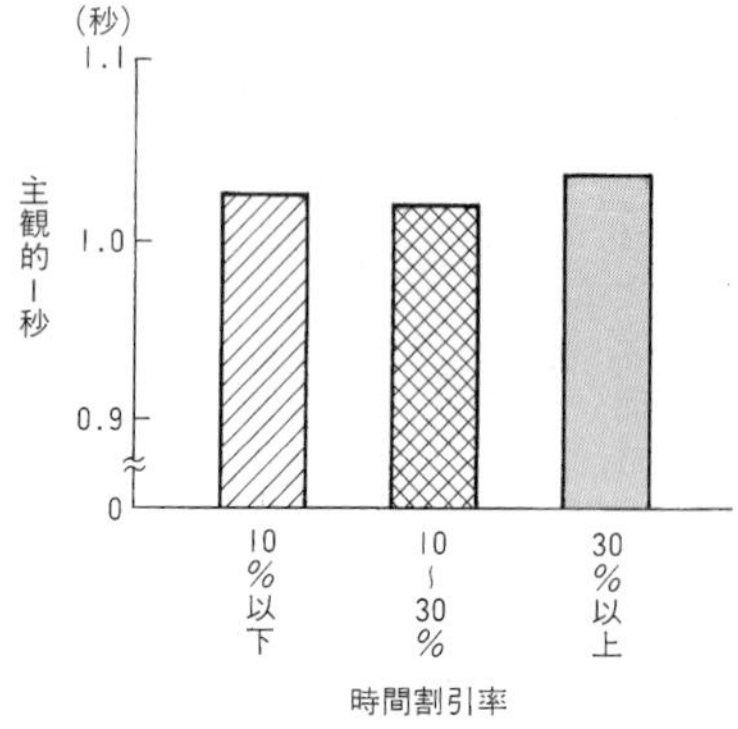

図５－４　時間割引率の異なる70歳高齢者のあいだの主観的１秒の値の比較

この知見も、時間割引率を決める要因がすぐに、時間知覚とは結びつかないという見解を支持しているといえましょう。私が最初に思いついたように、時間割引率が高い高齢者とそうでない高齢者では、時の過ぎていくことへの感覚自体が違ってきているのではという仮説は、どうも誤っているように思えます。じゃあ、どうすればいいのでしょうか？　正直いって、少し行きづまってしまいました。

そこで、時間割引率の件は忘れて、主観的一秒の値の長短を決めるのはどういう要因なのかを、とりあえず考えてみることにしました。「なぜ年をとると、時間経過を速く感ずるようになるのか」という問題に取り組むことで、気分を改めようと思ったわけです。

それに、ひとつは今回の実験をしている最中に、ひらめいたこともあったのです。どういうことかというと、高齢に達すると確かに一日、一年は「短く」感じられるらしいのですが、実際に計測される主観的一秒は「長く」なってくるわけですよね。ですから「もう、こんなに時間がたったのか」と、なにやら意識の流れが年とともに「加速」していくような印象が強く存在します。

でも「速くなった」という認識は、実は一日とか一年といった、科学的ともいえる知識を前提にして、それを「遅延」しだした時間に対する知覚単位を分母にして、割り込んだ産物にすぎないのではないかと、感じたのです。

しかも、このように発想を逆転させてみると、はたと思い当たる節がでてきます。というのも、高齢者というのは、何をするにつけても、およそ行為のスピードは若年層より、「遅延」してきているのが、ふつうなわけです。英語では文字どおり、「slowing」と命名されている現象です。何かにつけ、ゆっくり行動する。悪く書けば、しぐさが緩慢になるという意味です。だから、年とともに動作が基本的にスローになることが、時の流れを速く感じだすことと、関係しているのかもしれません。

タッピング実験

さっそく実験してみることにしました。被験者は、今までとまったく変更ありません。今回の課題は、椅子に座ってもらい、前にある机の表面をコツコツとたたいてもらうという作業です。英語だと「tapping」といいます。ただもう、自分の好みの速さでタップしてもらう。それでおしまいです。

とりあえず、みなさんが自身でためしていただくとよくわかるのですが、「好きなような速度

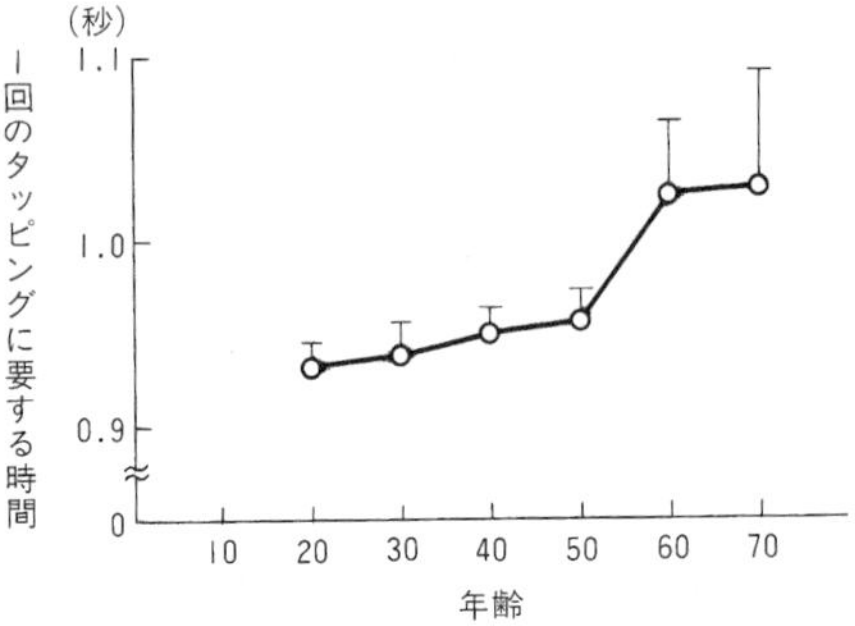

図5－5　タッピング1回に要する時間の年齢別変化

でタップする」となると、だいたい誰もが一秒に一回くらいの頻度で、机をたたきます。そこで一回のタップから次のタップまでの、個人別の平均時間間隔を測定し、年齢ごとにプロットしてみると、図5－5のグラフのようになって、図5－3の主観的一秒の加齢変化とそっくりのパターンが、できあがったのでした。高齢になると、個人差が顕著化する点も、変わりません。

さらに六〇歳、七〇歳の高齢者を対象に、主観的一秒の値とタッピングの間隔値双方での、個人差の関係を検討してみると、非常に高い正の相関を示すことが、明らかとなったのでした。主観的一秒の計測結果ごとに五段階に分けて、それぞれのグループでのタッピング間隔の平均を算出してみると、一秒をより長く知覚しているグループほど、ゆっくりと机をたたくことが明白になったのです。

行為の速度が時間感覚を規定する

私たちは時間の長さを、自分自身の行為を単位として知覚していることがうかがえます。こう書くと、「タッピングさせただけで、そんなに単純化していいのか」と疑問を感じられるかもしれませんね。けれども、この実験で机をたたくという作業を課題にしたのは、ただただこれがもっとも、手ごろだったからにすぎません。

ほかの何でもいいのです。大多数の動作、たとえばバイバイと手を振る、握手する、「アレ下さい」と指をつき出す、ノックする、ボールを投げる……どういうものを取ってみたとしたところで、一単位（反復のあるものは、そのうちの一回）を行うのに要する時間は、不思議なほど一致していて、約一秒であることが、過去の研究によって明らかにされています。しかも各人に特有の速度でなされる。つまり、一種類のしぐさを見て、行動が迅速なものは必ず、ほかの行動のスピードも速い。

なにも、手による動作に限りません。ボールを脚でける、ぴょんと跳びはねる、首でうなずく、あるいは胴を左右に揺する……やはりまったく同じことが、からだのさまざまな部位による動きにも、当てはまります。そして、こういうすべてのしぐさが、加齢とともに全般的に、スローダウンして行われるようになる。すると主観的一秒は、延長されるのです。

第一章ですでにふれたように、知覚がからだと密接に結びついているという事実は、時間についても当てはまるのです。からだをどういう速さで使うかによって、時の流れへの意識は大きく規定されます。

年をとると、動きがなにかにつけ緩慢になるのは、からだの加齢によってもたらされる不可避の、いわば「必然的」な結果といえるかもしれません。六〇歳を超えると、からだの代謝機能が顕著に低下しはじめます。神経細胞間での情報の伝達速度すら、一割は遅くなるといわれている。逆に代謝機能が落ちますから、今までのようにエネルギーを摂取しなくなります。食物をたくさん摂取できなくなって、少食で少カロリー消費の生活スタイルへ移行していきます。

ところで、どのようなものにせよ、一定の動作を迅速に行うというのは、ゆっくり実行するときより、エネルギーを使うのがふつうです。ですからそんなものは、上述の生活スタイルには、そもそもなじみません。スローイングを、加齢による「必然的」結果と書いたゆえんです。中国の「大人《たいじん》」ということばがいみじくも表現しているように、年とってくると何につけ、「ゆったり」した動きになっていきます。ただ、ゆったり暮らすと一日は早く終わってしまうと感じることとは、なんとも皮肉なようで、面白いような気がします。

もっとも代謝機能が年とともにどれほど低下するかは、個人によって大きく違ってきます。なんといっても、それまでの生活の積み上げによって左右されるのは、否めません。おのずとからだの加齢変化の早い人や、おそい人が出てくる。それこそ、高齢者の時間経過の認識上の個人差の、規定因子だったのです!

年齢への意識の位相変化

「年をとるとどうして速く時がたつように感ずるのか」という問題には、一応の片がついたようです。次は本題に戻って、この知見を、時間割引率の年齢変化とつきあわせながら、どうして六〇歳以降ではこの値に個人差が生ずるのかを、考えていこうと思います。

もう一度、図5－1と図5－3のグラフを見比べてみることにしましょう。双方を互いに対応させつつ、値の年齢変動を追っていくと、以下のようなシナリオが書けるように、私には思えてなりません――。

まず二〇代からスタートすると、若い時分ですので、主観的一秒が短いのは、当然です。一日、一年はまだゆっくりとすぎていきます（もちろん相対的な話ですが）。しかも過去に送ってきた人生の長さも短い。ですから、本来は不確定要素にあふれているし、日々の生活をくりかえしていったところで、先が見えるような気分になっていきません。

一年ぐらい経過しても、それでなにがしか年齢を重ねたという認識は薄い。今の生活が果てしなく続くような意識下にあります。人生なんて、幾度となくやり直しがきくと、信じている時期です。今がとにかく大事、たとえ高額であっても、将来にお金をもらうなんて、そもそものときの自分をイメージできないんだから、意味をなしません。「やはり高額のお金をうけとる選択をすべきだった」と後悔する自己像の想像自体がむずかしいでしょう。

だが三〇歳をすぎると、将来はそれまでのようにかすみがかったものでなくなってきます。しかも、現代社会の生活に即して考えてみると、偶然なのかどうかは判然としませんが、ちょうど社会人として安定するころにあたります。結婚して子どもができ、生計を立てる手段も確立する人が多数、出現する時期です。時の流れは、まだゆるやかです。日々しなくてはならないことをこなして、「一日を送った」という充実感が持てます。

「若い時こそ、人生最良の時」という説もあながち無視できませんが、やはり将来への不確実性があまりに高いという状態よりは、先行きの見通しのついたほうが、情緒的にも安定するというものでしょう。たとえば精神分裂病の発症が、一〇代後半から二〇代前半に集中するという事実は、このことと決して無関係ではないと、思われます。

最初の段階を、「先の見えない不安定な」第一期とすると、「先が見えるようになって安定した」第二期と表現できるかもしれません。もちろん第一期と第二期という区分は、便宜的なものにすぎません。両者間は不連続に変わるのではなく、漸次移行していく。ですから本人は、位相が変化することに思いいたらない場合が、ほとんどです。気がついたら、かつてとはかなり違う状況下にあったというようなことが多い。

では、いつ気づくのかというと、図5－3のグラフが示しているように、主観的一秒が長くなっていくことが、その契機になるのではと考えられます。ずいぶん一日、一週間、一ヵ月が短いなあと感じだす。さらに変化は、かなり急激にもたらされます。「おや、このままでは自分の一生なんて、あっという間に終わるのではないか」というような気持ちを、多かれ少なかれ抱くのではないでしょうか。

「終わりが見えて、あせりだす」第三期とでも、表現してもかまわないかもしれません。加えて第二期から第三期への移りかわりには、断続が見られます。その分だけ、あせりは当初、よけいに増幅されることとなってしまう。いわゆる初老期に、心の動揺が激化するゆえんです。

三つのライフコース

ここで、あせりと本人がどう対処するかという、いわば「付き合い方」に、いくつかのパターンが生まれます。大別すると三種類に分類されます。それが、図5－2に示された三つのグループに対応します。

基本的に時間感覚には相違がないにもかかわらず、将来への不確実性が違ってくる。一つめは結局、今までの変化傾向をそのまま引き継いで、不確実性を減らしつづけていくタイプ。二番めは逆に、もはやまったく未来を見ることなく、今を大切にしようとするタイプ。そして第三に、それまでよりは不確実性を増すが、第二のグループほどではないという中間型ができあがると考えられるのです。

ここまでが先に、シナリオと称したものの内容です。つまるところ、「自分の行く末が見えてしまう。もう時間がない」という気持ちを、いかに整理するかが、個々人で多様性に富むと要約できるでしょう。すると、またさらに、疑問が湧いてきます。なぜ多様性は生まれるのか、また、どの対処の仕方が本人にとってベターなのでしょうか。

そこで三つのグループの高齢者に、二通りの質問紙に答えてもらい、結果を比較してみることにしました。まず一番めは、まさに純然たる意識調査で、「最近、自分が年老いたと感じるか」とか、「毎日の生活に張りを感じるか」とか、「今から先、ぜひこれをしてみたいということがあるか」というような設問が、並んでいます。すべて五段階評価で回答してもらい、「年老いた」と強く感じるほど、点数は一に近くします。反対に残りの二つのような問いへの答えでは、張りを強く感じたり、してみたいことがたくさんあるほど、五に近い点数を与える。そしてすべての項目で、付与された点数を合計し、値が高いほど、生活が充実しているとみなすことに、してみました。

次に、第二番めの調査ですが、ここではあらかじめビデオを流します。一本めのテープは内容が五分で、二種類の違うものを見てもらいます。どちらも介護施設で、そこの職員が高齢者と接しているシーンが撮影されている点では、まったく違いがありません。ただし一方では、職員がいわゆる育児語を使って話しているが、もう一方ではそうなっていません。

各一本につき、見終わるとそのつど、質問紙に答えてもらうことになります。尋ねることは、第四章同様に、職員の高齢者への態度を、どれくらい好ましく感じたか、ということで、好ましく感じたなら高い点（一～五点の範囲内）で、評定してもらいます。二本のビデオを流すごとに同じ作業をくりかえしたのち、各人について、両者の間での好ましさの差を計算し、グループごとにまとめることにしました。

過去の経験から、育児語を使わないほうが好意的に受けとめられる傾向が高いことがわかりましたから、そういう内容のテープへの評定点から、もう一本のテープにつけた点を差し引いた値を算出しました。これを育児語使用への反発度とみなし、三つのグループで平均得点を比べました。

周囲からの年寄り扱いの影響

図5－6が、一連の調査で得られたデータを、まとめた結果になっています。まず一番めの生活の充実度についての設問で得られた点数の、時間割引率を横軸にとったときの分布の仕方を見てみると、凸型になっていることがおわかりでしょう。割引率が極端に小さくとも、また反対に大きくなっても、充実度は低下してしまう。

ですから、「なにはともあれ今、お金が欲しい」と答えているものの、使う「あて」が、さしてあるわけではないらしいんですね。また、「一年なんてすぐたつから、辛抱して待ってから、高額のほうを選択する」と答えた場合も、同じく使う「あて」は、実は持っていないことがうかがえます。むしろ、両者の中間の態度が相対的にあいまいで、「そこそこ高額になるのなら一年待つが、それ以外なら今」と答えたグループが、いちばんしっかりした目的を持っているらしい。

二番めに行ったビデオテープへの印象調査でもまた、育児語不使用者／使用者への好ましさの

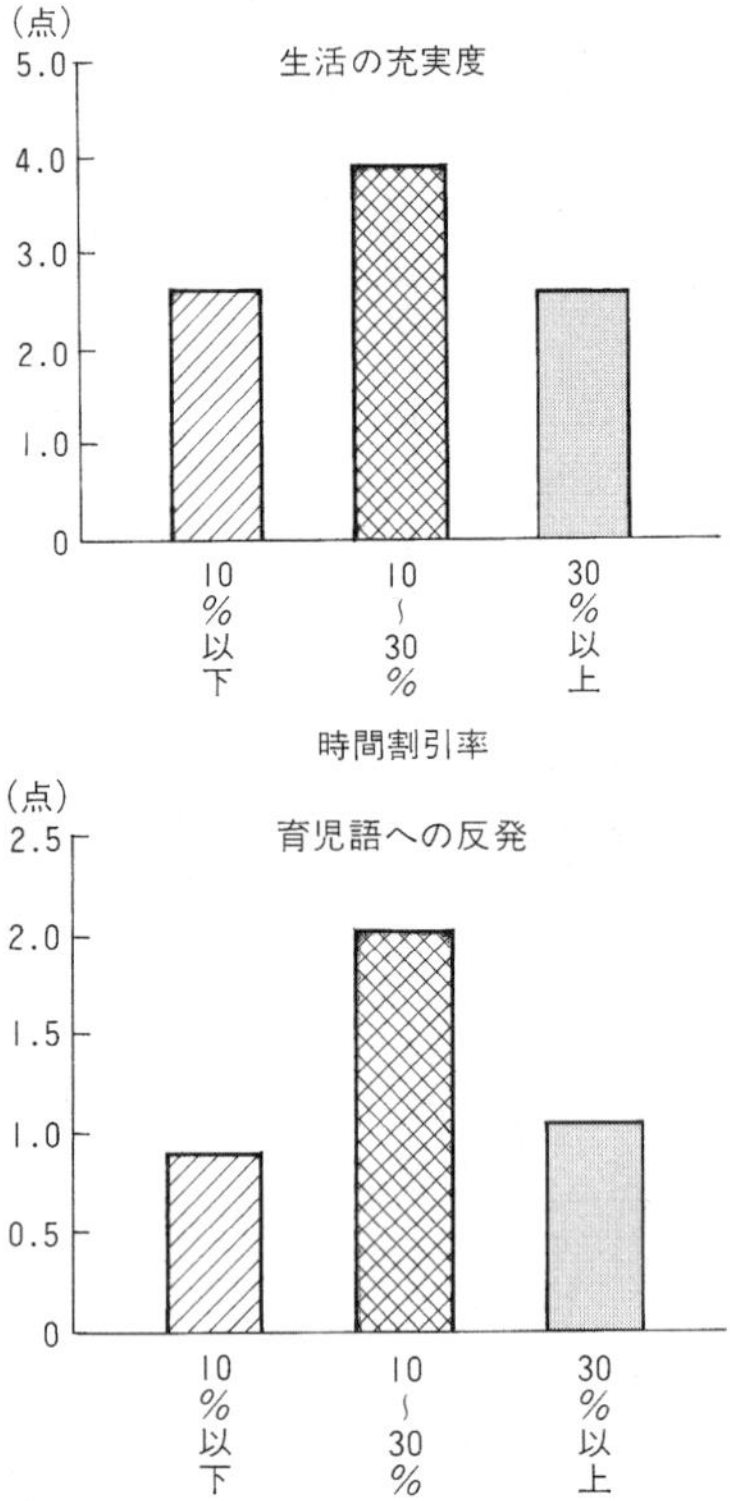

図5－6　時間割引率の異なる70歳高齢者の生活の充実度と育児語使用への不快度の比較

差は、凸型の分布を示すことが判明しました。育児語への反発は、時間割引率が極大ないし極小化した高齢者ほど、低下を遂げています。ところで思い出していただきたいのですが、前章で紹介した私の分析では、高齢者は心理的に老けこんでしまったほうが、かえって育児語使用を甘受する傾向が高いのも、また事実なんです。

さらに老けこむきっかけとしては、周囲からの「老人」というレッテルが、見逃せないことも指摘しておきました。ですから知見を総合すると、「あせりだす」第三期に突入したころ、それに呼応するかのように周囲が高齢者を年寄り扱いすると、当人はやがて扱われるままに心理的に老けこみ、将来への展望を持てなくなる。そのあげく、時間割引率が非常に偏った値を示しだすという過程が浮かび上がってくるのです。

目標を持って生きることの重要性

どうやら、適度に高い値の時間割引率を示す高齢者が、もっとも張りのある生活を送っていることが、結果からうかがえます。個人的に尋ねてみても、このカテゴリーに含まれる人は、生活の目標をいちばん鮮明に語ってくれるような印象があります。何のために人生をすごすかが明確だと、割引率は年齢相応と「期待」される値より、少し上向き傾向になってくるらしい。

というのも、十分に若い時分には、未来は霧の彼方にベールでおおわれていて、生きる目的がはっきりしない。時を経るに従って、少しずつはっきりしてくるから、割引率が低下するほうが、本人にとっては、より好ましい状況なわけです。ところが、長いあいだ生きてきて、それから先があまりにはっきり見通せてしまうと、今度は逆に「見える」ことが生活の張りを失わせる原因となってしまうと想像されます。

未来が見えるか見えないかの程度に、適当な不確実性の余地を残して生活する場合に、高齢者はいちばん充実した日常をすごせるのでしょう。「長い年月のあいだ、人生を歩んできて今、自分はかくかくしかじかの立場にある。もうこれから、さほど変身することもできないし、また現に時間もない。でも、ワンステップ、あそこまでは到達したいし、またがんばればできるはず」という意識を持てるかどうかが、重要となってきます。

むろん、そうした意識を当人が保持するためには、まわりの理解が求められます。自分だけで判断するのは、むずかしいものです。年寄り扱いすることからは、何も生まれません。高齢に達してなお、われわれはなにがしか変わりうる潜在性を秘めていることを認識し、その期待を当人に上手にぶつけるべきなのかもしれません。次の一歩をどう踏み出せばいいのかを問うことが、切実に求められているのです。

第六章　高齢者心理は誤解されている

高齢者の潜在知覚

さていよいよ、この本のいちばんはじめに紹介した、寝たきり老人の「記憶」の話に戻ることにしましょう。高齢者が思い描く、自分自身の身体イメージと実際のからだの動きとのズレにはじまり、どのようにこころが老化していくかを、前章までで追ってきました。その到達点として、高度の「ぼけ」があると判断される寝たきり老人を位置づけることが、できるかもしれません。

食事を提供しても、すぐに食べたことを忘れてしまう高齢者。ところが、じゃあ本当に記憶能力をからっきし保持していないのかというと、数時間も前に流した、聞こえることすら意識しないようなBGMが、おやつの「より好み」に影響することが判明したのでした。

これは一般に、潜在知覚という名前で知られている心理現象なのです。「潜在」と銘うったのは、当事者がそういう刺激を受けとったという意識を持たないにもかかわらず、その刺激が当事者の以後の行動に効果を発揮するからに、ほかなりません。いちばん有名なのは、アメリカで一九五〇年代に、映画館での映画の映像中に、「コークを飲もう」といったメッセージを一〇〇〇分の三秒だけ挿入してみた、という研究です。

もちろん見ている側は、メッセージの存在にまったく気づきません。ところが六週間の実験期間中に結局、コーラの売り上げが五八パーセントも増加したとわかって、話題となりました。「ポップコーンを食べよう」と、同じように試してみると、コーラほどではないにせよ、やはり売り上げが一八パーセント伸びることが判明しました。もう私の寝たきり老人での実験が、アメリカの実験の焼き直しであることは、おわかりいただけたと思います。しいてあげると、向こうは視覚に頼った研究なのに、こちらは聴覚モードを活用している点が、いちばん大きな差といえるでしょう。

ではどうして、呈示されたこと自体に本人が気づきもしない刺激入力が、受け手の行動に影響を及ぼすのでしょう。

「検出」と「認知」過程の相互独立

これはそもそも、外界からなんらかの情報がやってきたとき、われわれの生体がそれを、どのように処理しているのかということと深く関係しています。

ごくふつうの考え方に従えば、およそ情報処理過程は三つの段階から構成されている、とみなされるでしょう。まず、入力があったということに本人が気づく、すなわち入力の検出が行われると想定されます。注意がなにがしか、刺激に対して払われる。次に、注意を向けた対象について、その特徴の分析・抽出がなされると考えられています。そして最終的に、判明した特徴に関しての意味の認知が行われて、一連の認知過程がピリオドを打つことになります。

加えて、通常だと、三段階の情報処理は一種の階層性をなしていると受けとめられています。入力の検出という第一段階は、こころの働きとしてはいちばん低次なところでなされ、ついで特徴分析が、ひとつ高次なところで実行され、そして最後に意味処理にいたると考えるのが、常識的な知覚の考え方でしょう。

ところが、われわれの現実のこころは、実はこういう図式どおりには作用していないらしいということが最近、わかってきました。なるほど情報が三つの段階を経て、取り扱われていくことは、まちがっていないらしい。じゃあ従来の考えの、どこがおかしかったかというと、三つの段階に順序づけ（階層づけ）を行った点にあることが、明らかになってきました。

といっても、いちばん最後に意味の認知が行われる点には、疑問をさしはさむ余地がありません。ただ従来の図式では、まず最初に刺激の検出がなされ、検出されたものについて、特徴抽出が次に実行されると、当然のように順序を設定していたのですが、どうもそうではないようなのです。

詳しい内容を書くことは、こころの老いという本題からはずれるので省いて、結論だけ紹介すると、刺激の検出と特徴抽出は、生体内で、互いに独立に行われているらしいということが、判明してきたのです。ですから、受け手が注意を向けている刺激対象のみが、当人によって処理される情報のすべてとは、限りません。むろん、存在が検出されないのに特徴抽出されるならば、その情報の処理は、本人の自覚を伴わずに実行されることとなります。

このように潜在知覚の実態の解明をめざした一連の試みは、ひいては一般的な知覚という心理現象そのものの見方をコペルニクス的に転換するきっかけを、生み出すにいたりました。というのも従来、知覚というのは、必然的に自覚を伴うものと、みなされてきました。自覚は、意識という単語で置き換えても、いっこうに差し支えないでしょう。「見える」とか「聞こえる」という体験はおしなべて、意識的な出来事だと思っていたのが、必ずしもそうではない、というのです。本人が主知的に体験するのは、知覚されている情報の一部分でしかないらしい。

意識への過度の思い入れ

しかも特徴抽出という情報処理の側面に限定するならば、「ぼけ」とみなされた寝たきり老人の能力は、常人より決定的に劣っているわけではないことを、本書冒頭の実験は雄弁にものがたっているのです。

まだまだ十分に機能する心的能力の潜在性があるにもかかわらず、どうして「ぼけ」ていると判定されるかというと、端的には、昼食をとったのに一時間もたつと忘れたりして、「記憶」が衰えているからだという。ここでいう記憶というのはむろん、意識された体験にまつわる情報を意味しています。そして、刺激の検出ということが、私たちが外界を認識するために絶対不可欠な先行要件であるならば、記憶障害は、知的行為全体に致命的な妨げになるかもしれません。しかし、そうではないらしい。たとえ刺激の検出の過程の大半が破壊されたとしても、特徴抽出―意味の認知という回路は、まったく損傷されていないというケースだって、想定可能なのです。

このとき、主知的な振舞いにのみ留意するなら、当人は周囲からまさに「ぼけ」ているという判断を下されるでしょう。けれど実際には、認知を行うこころの大半はまだ「生きて」いるはずなのです。

情報が認知される過程を、知性という言葉で置き換えるなら、私たちはそれについて、本人によって自覚的に営まれているものがすべてであるという先入観のもとに、高齢者のこころに付き合ってきたのではないでしょうか。だが知的行為は本人の意識のもとに、つまり明証的になされる必要はない。暗黙的にだって、成立します。にもかかわらず、明証的な要素のみに一方的な注意を払うことは、高齢者の心理をたいへん誤解することに結びついてしまいます。

潜在知覚の実験というと、テレビで魔術のトリックを見せられているような気がして、なにか欺かれているように感ずるかもしれません。けれども実のところ、暗黙的な知覚とは、私たちの日常生活下の行動を、広汎に支えている心的過程なのです。

そもそも、この本のはじめの三章で書いてきたような、自己のからだが介在するようなアフォーダンスの知覚は、おしなべて暗黙的になされています。外界の刺激を自覚抜きにピックアップしているという点では、アメリカ音楽が流れたあとでプリンが食べたくなるのと、本質的には違いがありません。

しかも、この本で紹介した実験が明らかにしたのは、そうしたアフォーダンスの知覚に狂いが生ずるところから、こころの老いははじまるという事実だったのでした。ということはどういうことかというと、心理的な老化は、身体機能の加齢変化を契機にして、まず暗黙的な知的機能の変調となってあらわれることを、意味しています。

ただし、くりかえしますが、変調それ自体は、自己と環境の微細な食い違いにすぎません。急速に知的機能が衰えたりするものではないことは、先ほどの寝たきり老人が、音楽を聞くといった体験を明証的に記憶できなくなってなお、暗黙的に特徴抽出して、自分のそのあとの行動に役立てていることからも、明らかです。

ただやっかいなのは、変調が意識の伴わない領域に起きているものだから、それを補正する術の開拓に行きつかない点にあります。適切に正すどころか、知的技能すなわち意識的な働きという観念にとらわれて、その原因を見当はずれな方向にある要因に帰着させてしまうことすら、往々に起こってきます。一般に知られている、われわれの心的能力というのは、要するに、明証的知性の領域に属するものについてなわけです。注意力とか、判断力とか、記憶力とか、言語的思考力とか言われる能力が、衰えを見せだしたという解釈がうみ出されてくる……。

老化すなわち幼児返りという誤解

判断力や思考力が失われつつあるという認識が根強いですから、老いると人は幼児に返るのだなどと、まことしやかに言われる事態となってきます。もっと極端な意見では、老人は理性を剝奪され、本能で行動するのみの存在であるなんていう表現まで、登場する始末ですが、とんでもない誤解であることが、おわかりいただけると思います。

英語では、性を表す sex という単語に、-ism という接尾語をくっつけて sexism とすると、性差別という意味になります。これとまったく同一の論理で最近になって造語された、agism ということばが流布しつつあります。age に -ism をプラスして、高齢者差別を表している。

今のところ、介護施設で不当に拘束を行うなど、虐待にあたる行為を指す場合が、多いようですが、老人のこころの働きを、社会化を遂げる前の子どもにたとえるのも、同じように高齢者の尊厳を不当におとしめるものと、いえるでしょう。

高齢者に対して、育児語を転用して話しかけるのも、むろん同じような発想にもとづいてなされていることは、指摘するまでもありません。

「いや、そうはいっても、痴呆老人と話していると、ほとんど赤ちゃん同然であると感じるのは否定できない」と、反発されるかもしれません。むろん特定の病的な痴呆に、類似の病状が多々見られることは、否定できないかもしれません。けれどもそれ以外では、解釈する論理は逆立ちしている場合が大半だと思えてなりません。明証的な知性が衰えているという不当な評価にもとづき、過度に老人扱いされ、かつ老人扱いすなわち子ども扱いであるがために、高齢者は子どもである状況を甘受していくことが多いという事実が、見過ごされているのです。

われわれの知性とはどのようなメカニズムで働いているのかを調べるという、きわめて基礎的な研究にもとづいて高齢者を問い直すことが、不必要なこころの老いを未然に防ぐことに、結びついているということが、わかります。

いかにして自己実現を成就させるか

先ほどの寝たきり老人の潜在知覚の話に戻りますが、BGMを聞かせたのち、おやつの種類を選択する機会を提供するというのは、臨床的見地から考えても、決して意味のない作業と一概にほうむりさることはできないように思われます。

一九五〇年代に、はじめてコーラやポップコーンを材料とした実験の結果が報告されたときには、この手の研究はサイエンスとして論争を呼んだばかりか、倫理の面でもたいへん物議をかもしました。だって映画館の観客が、まったく何も知らせられないうちに、特定の商品を購入するように仕向けられるわけです。一種の大衆の心理操作だと、非難されても止むを得なかったでしょう。

そういうふうに見ると、今回の高齢者への刺激呈示だって、管理する側からの恣意的なコントロールと、断定されてもしかたないかもしれません。ですが、それならば、意図的な操作を行わないとき、寝たきり老人はどういう状況に置かれているのかも、考慮しなくてはいけないのではないでしょうか？

おそらく毎日毎日、くる日もくる日も、病院や施設が決めた食事のメニューをあてがわれ、おしきせの日課をこなしていることでしょう。記憶力の衰えた、いわば廃人とみなされてしまったままかもしれない。

一方、潜在知覚を応用するならば、少なくとも寝たきり老人が、主体的になにがしかの「選択」を行う機会が、飛躍的に増大してきます。「あれか、これか」という複数の対象のなかから、自分が「これを」と決定することが、できるわけです。ささやかながらも、欲求が充足されるという体験が、生まれます。

欲求というと、「何々したい」という思いを意味するように受けとめられがちですが、われわれはいつも、自分が何を欲しているかを自覚しているわけではありません。なんとなくもやもやした願望があるが、本人も正体がよくつかめない場合も、ある。それが特定の対象と遭遇したとたん、「あ、私はこれを望んでいたんだ」と、ひらめきに近い感覚を持つことは、誰しも一度ならず経験したことがあるに違いありません。あのたぐいの希求情動の多くは、検出されることのない知覚を通して形成されています。

そして欲求が充たされたことは、一種の自己実現の達成につながってくる。ひるがえって考えるに、病院や施設での生活というのは、個々人が「自分が自分である」という意識を抱くことが、とてつもなく稀である状況と、いえないでしょうか。

そういえば、「高齢者を止むを得ない状況で施設に預けたら、急に衰えを見せた」というような声を、よく耳にします。といって別段、入所先での待遇が悪いわけではありません。むろん、体系だった調査が行われた末の結論でもなんでもない、ただの主観的印象の散発的表出にすぎないので、ただちに一般化することは用心しなくてはなりません。

けれども、いくら高齢者によかれという考えのもとになされた質の高い介護でも、相手がそれを受動的に受けとるだけなのでは、意外に功を奏さない可能性があることは、頭に入れておく必要があります。たとえ非倫理的であるとそしられるとしても、あらかじめ当人を「その気」の状態へ持っていくような操作を施すほうが、結果として良い効果を生むと考えられるのです。

潜在知覚の研究では、実験手続き上、本人の自覚のないうちに刺激呈示を行うものですから、必要以上に、誤解を生んでいるようです。だがこれは、俗な表現をとれば、雰囲気づくりを工夫するということと同義とも、とれないことはありません。介護施設や病院に限らず、高齢者の生活環境を整備するうえで、これから真剣に考えなくてはいけない問題のひとつと考えられます。

というのも結局、個々人が老後を充実したものとできるかどうかは、ひとえに自己実現をどう達成するかにかかっている、といっても過言ではないからです。ハッピー・リタイアメントということばがあります。老後はおのおの、好きなことをして暮らせるのが、もっとも幸せであるというぐらいの意味なのでしょうが、では好きなこととはどのように見出せるのか。

確かに、第五章の時間割引率の調査から示唆されたように、近い未来に「お金を使う目的」を持った高齢者が、いちばん充実した日常生活を送っているようです。この目的は、あるいは本人の「やりたいこと」、すなわち「好きなこと」とかなり一致するのかもしれません。ただ、一概に個人の趣味、娯楽と同一視するなら、それは短絡的な発想といわざるをえません。

他者との関係で自己は規定される

第四章で書いたように、自分にとって自己とは、インディアンポーカーで相手にさらした札のような要因を、少なからずはらんでいるものです。

潜在知覚のように「情報操作」を応用して、高齢者に自己実現感を抱いてもらうことに、たとえ成功したとしても、「そんな自分はそもそも、海上の蜃気楼のような幻想じゃないか」という反論があるかもしれません。自己というのは、もっと確固とした意識のはずだ。デカルトのいう、「我、思う」というようなニュアンスを含んでいなくてはならないと考えるなら、確かにそういう感想をもたれても、不思議ではありません。けれども、情報操作というとなんとも恣意的で聞こえは良くないものの、つまるところ私たちも日常のなかで、知らず知らずに他者に同じようなコントロールを施し、また周囲からコントロールを受けているのではないでしょうか。自分が「自己」と信じ込んでいる存在の内容は、他人から見た私のイメージによって、大きく規定を受けるのです。

このことを実にわかりやすく示した、絵本があります。いわむらかずおという作家の書いた『かんがえるカエルくん』(福音館書店)という本がそれなのですが、さわりの部分を抜粋して図6－1にまとめてみました。

『かんがえるカエルくん』はどうやら、子ども向けに出版されたものらしいものの、中身はとてもそうとは思えない高等な内容の、不思議な絵本です。どんな話かというと、まさに表題どおり、カエルくんが友人のネズミくんとの会話を通していろいろ思いをめぐらすのです。しかも、ほとんど哲学者といってもおかしくない発見をしていく。そもそも一冊の本が三つのテーマで構成されているのですが、一つめは「かお」についての話題で、個々人の相貌というものを通して、「気持ち」とは何かを思索していきます。次に「そら」について考察を行い、からだの内側と外側との関係を論じます。そして最後に、ここに紹介する「わたし」とは何かを「かんがえる」にいたるのです。

まずカエルくんは、「自分は『ぼく』なのに、どうしてネズミくんも『ぼく』なのか」を疑問に感じます。カエルくん自身はネズミくんを『きみ』と呼ぶのに、なぜネズミくんはネズミくん自身を『ぼく』と表現するのかがわからない。するとネズミくんは、彼の立場に立って、カエルくんだって『きみ』なのに、自分では『ぼく』呼ばわりしている事実を指摘します。

そこからカエルくんは、『きみ』というのが、主体から見た他者の存在の表現方法であることに思いいたります。同時に他者もまた、主体性を自分と同等に確保していることを認識し、さらに他者の立場に立てば、『ぼく』もまた他者であることを理解するにいたる。個々人は、「自己」中心的に他者の存在やこころを把握していることを、知ります。

もし、ストーリーがここでおしまいになるのなら、ごく平凡な自―他の視点の転換についての

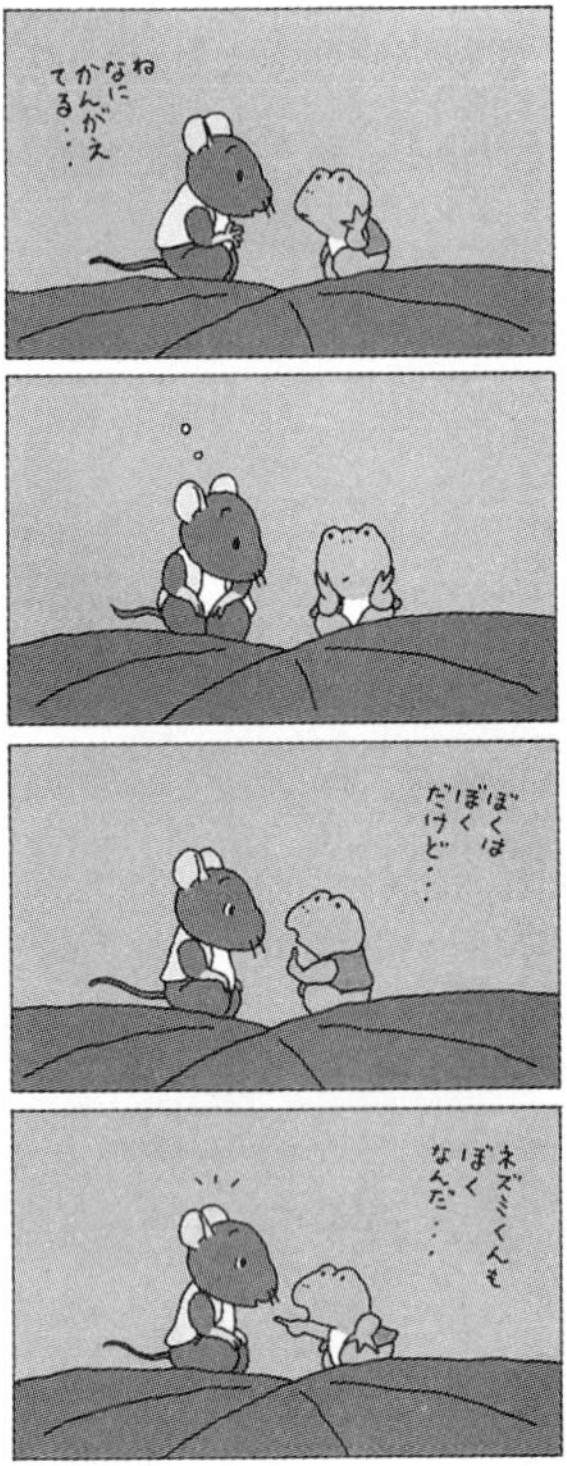
ね
なに
かんがえ
てる・・・
ぼくは
ぼく
だけど・・・
ネズミくんも
ぼく
なんだ・・・

ネズミくんもぼく

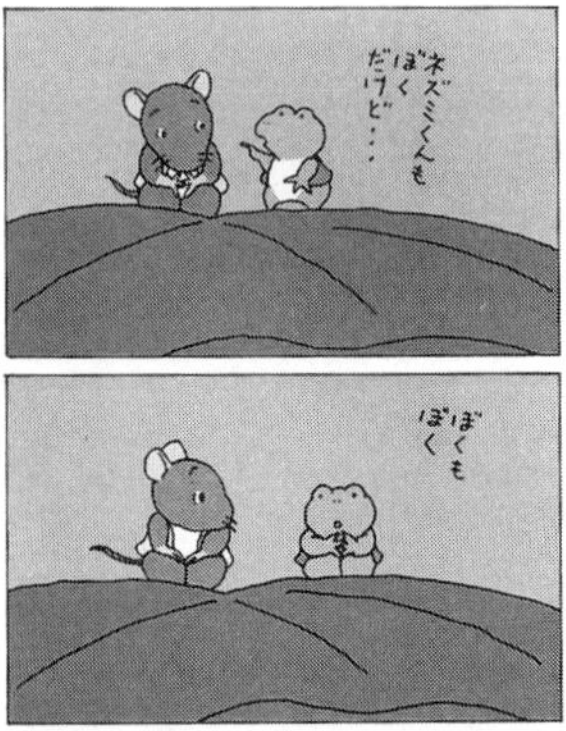
ネズミくんも
ぼく
だけど・・・
ぼくも
ぼく

きみなのにぼく

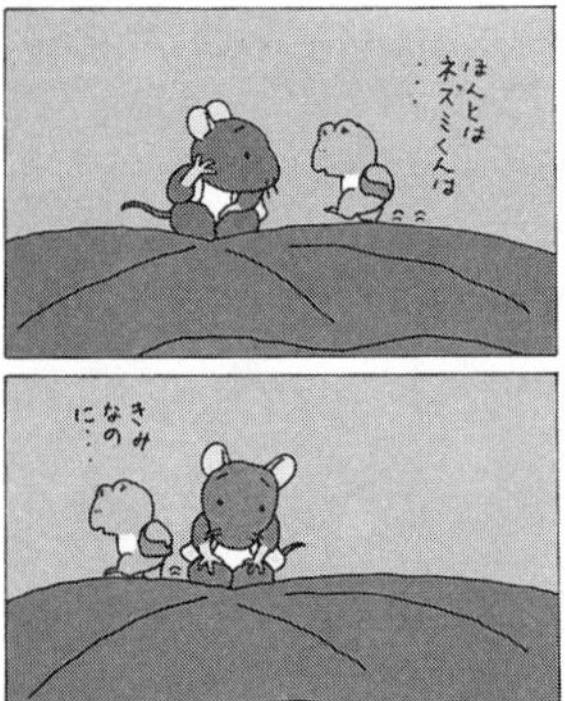
ほんとは
ネズミくんは
・・・
きみ
なの
に・・・

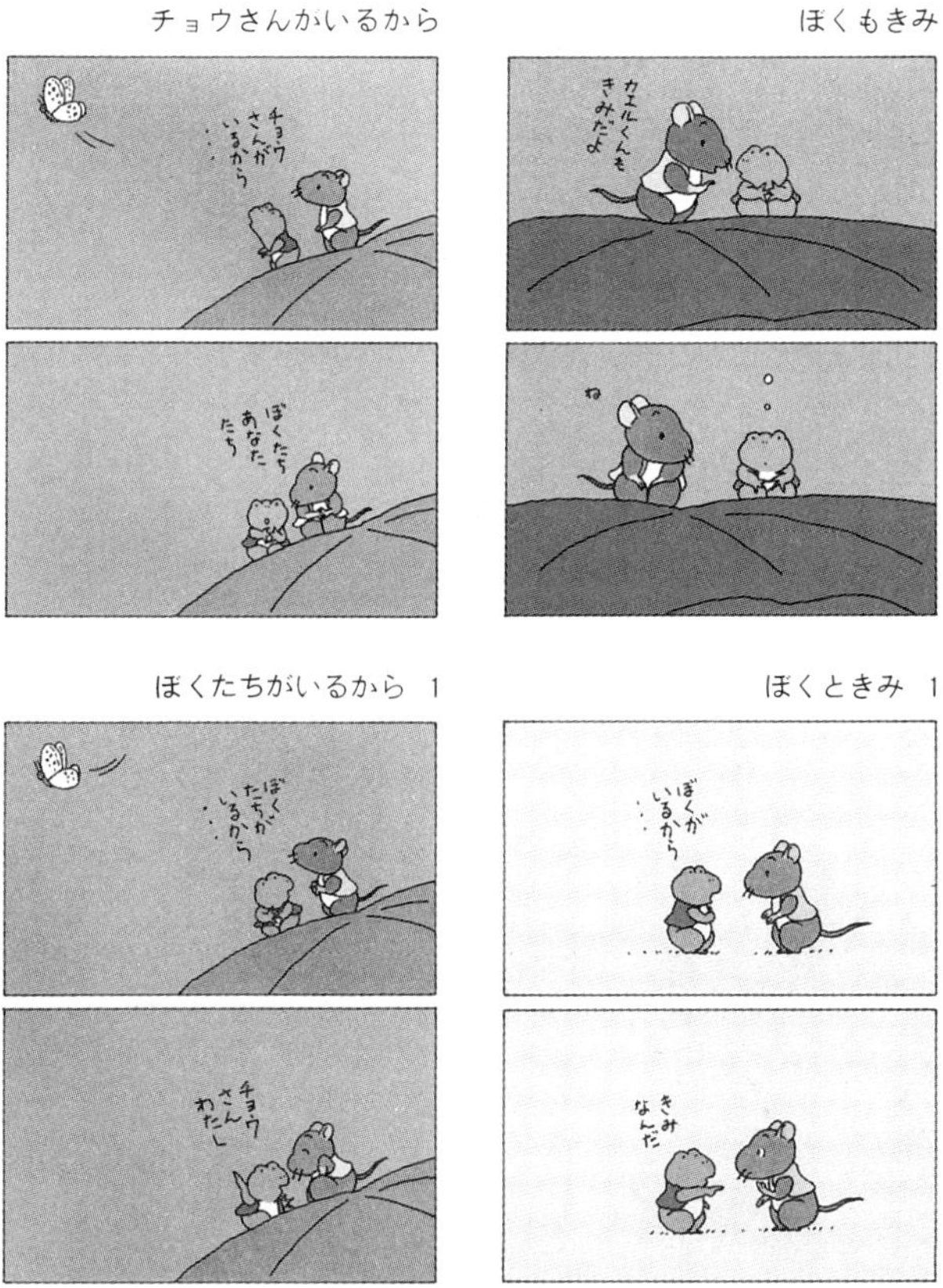

図6－1　「わたし―あなた」の関係についての，カエルくんの思索過程（©いわむらかずお，『かんがえるカエルくん』福音館書店より）

一種のたとえ話で終結してしまったことでしょう。だけれど絵本のなかのカエルくんは、もう一段、思考を飛躍させるのです。「わたし」を中心として、「あなた」が決まる必然性が必ずしも存在しないことに、「チョウさん」を見て気づくのです。「わたし」というのはなにやら、自己のからだに内在して、「あなた」より確からしいけれども、「あなた」抜きには「わたし」という思いもまた、霧散してしまうのではないか、という結論を暗示して、この絵本は終わりを迎えることとなる。自己実現ということを考えるには、とても示唆深い内容といえましょう。

高齢者に何を期待するのか

「自分の好きな」ことをして老後が暮らせれば、それに越したことはありません。それまでは社会のなかで歯車のように働いて、不本意だった。これからは、もっぱらしたいことをしようというのは、いかにもハッピー・リタイアメントというスローガンに、ふさわしい生き方に見えます。ただ問題は、「自分の好きなこと」を、本当にわれわれは自分で決めることができるのかということだと思うのです。いざ趣味に生きる老後をすごしだしてみると、すぐに退屈してしまったこととか、反対に年齢を重ねてもなお、日々の暮らしに経済的困窮を覚える高齢者が、かえってかくしゃくとしているというのは、非常によく耳にする話ではないでしょうか。

私たちは、自分という存在のなかに、周囲から期待される姿を、多かれ少なかれ無意識のうちにとり込んでいるに違いありません。自己実現とは存外、他人の期待にこたえることと、合致するのではないでしょうか。他人が自分に期待する内容は、当人にとっては不本意なものであるかもしれません。それに不承不承に沿う形で実現することだって、少なくないでしょう。本人からすれば全然、「自分のしたいこと」を行っているわけではないかもしれません。それどころか、極端な場合はしたくないことばかりさせられているという意識を抱くかもしれません。

けれども、それにもかかわらず、意識された次元とは異なるレベルで、自己実現はこのとき達成されているということが起こりうると思うのです。むろん、当人の主観的幸福感を否定するつもりは毛頭ありません。ですが、他人の期待に応ずる裏打ちのない主観的幸福感は、なかなか持続しないおそれがある。高齢者が本当の意味で、ハッピーなリタイアメントを送れるかどうかは、社会的文脈のなかでいかに自己実現の機会を確保できるか否かに、大きく依存していると考えられます。

私たちのこころのなかには、自分でも知りえない広大な領域が存在します。自覚できないのですから、それを自分ひとりで自己実現すべくがんばったところで、達成できることはしょせん、たかが知れているのです。ですから、潜在知覚を応用しないと自分の欲求を充足できない寝たきり老人は、誰にとっても他人事《ひとごと》ではありません。みんな似たりよったりの状況下で、生きているからです。

ただ、寝たきりでないならば、身体移動の拘束がないだけに、欲求ははるかに社会的でありうることになります。しかも、社会的である程度に応じて、自己実現の可能性は、幾何級数的に増大することでしょう。

「私がしたい」と感ずることを、当人に意識させることなく、周囲が操作して導いてやることで、幸福を追求しようという発想は、なにも今にはじまったことではありません。資本主義社会は、まさにこのようにして繁栄を築いてきたわけです。ただ従来は、欲求が商品の購買に集中し、経済的な発展にひたすら主眼が置かれてきました。自分と他者は、流行をきそうライバル関係でしかなかったのかもしれません。

だが、これからの高齢者には、「周囲と自分のために、何々しよう」と動機づける機会を提供すべく転換をはかることのほうが、はるかに重要です。

いずれにせよ高齢者は、充実した老後を高齢者だけで見出せるものではない。達成感をもてる社会的期待を周囲が高齢者に寄せることが、何よりもこれから求められるのではないかと、思われます。もちろん寄せる期待は、当を得たものでなくては意味がありません。

はたして、何が当を得たものなのか——それを社会全体で真剣に問うことが不可欠です。そのことを考えるためには、むろん高齢者のこころの働きを正しく理解することが、必要です。この本が、そのとば口になる役目を果たせればと、願う次第です。

あとがき

こういう本を書こうと思ったきっかけは、少し誇張した説明になりますが、最近のＪＲ東日本の新型の自動券売機に憤慨したことが、少なからず関係しています。

どういう機械かというと、行き先をタッチパネルで選ぶシステムのものです。従来のは、ボタンを押して切符を買うようになっていたのが、あるときから突然、変更になりました。ところがこの新型機は、高齢者にとっては途方もなく難儀な代物なんです。切符を買うべく手を伸ばすと、ついうっかりまず変なところに触れてしまっては、誤作動して、望んでいない切符が出てきてしまう。

さすがにＪＲも、トラブルの多さに閉口したらしく、一部を古いボタン式のものに戻してしまいました（公的にそれを認めたのかどうかは寡聞にして知りませんが）。しかしほかにも、特急券の自動券売機なども、およそ高齢者には使用法の理解困難なものが、続々と登場しています。高齢者でなくとも使い方がわからない人が多いらしく、機械の横に職員が補助のために立っていたりします。それなら、自動券売機の役をなさないと思うのですが、それでも機械化をめざしているようなのです。

まあ百歩ゆずって、人が作業していたのを機械で置き換えるというのは、経済性ということを考慮して一応、了解できるとしましょう（なんでも自動化すればいいというものであるとは決して思いませんが）。けれども、どうしてボタン式の自動券売機をタッチパネルにしなくてはならなかったのかは、まったくわかりません。私自身、電車に乗り遅れる！と急いで切符を買おうとして、押し間違ったことを数回、経験しました。およそ便利な機械とはいえない代物です。

想像するに、新型の乗用車や家電製品、あるいはゲーム機器を売り出して、購買意欲をかき立てようとする資本主義の論理に、JRも付き合ったあげくの結末なのかもしれません。目下のところ日本は、長びく経済不況のさなかにありますが、国民が過去なみの豊かな生活を保つためには、経済成長率三・五パーセント（名目だか実質だかは別として）ぐらいの維持が不可欠と、政府は主張しています。むろん、そのためにはどんどん需要をつくりださなくてはいけないし、需要の原動力となる欲望を生むことが求められます。

ですからこれからも、タッチパネル式自動券売機のような商品の登場する機会は、増えることはあっても決して減ることはないと考えられます。そしてそれに比例して、私たちのまわりの環境は、高齢者にとって住みづらいものへと変わっていくことでしょう。日本が今後、高齢社会となることは、火を見るよりも明らかであるにもかかわらず、です。

パーソナルコンピューターひとつとってみても、ビデオデッキに準ずる勢いで流布しつつあります。当然のこととして、ある程度に普及すると、次は、高齢者がマーケットとして想定されるにいたります。いかにしてEメールに慣れさせ、コンピューターによるコミュニケーションのシステムに組み入れるかというようなことも、真剣に議論されはじめています。

むろん、高齢者のからだに即したツールの開発は、意味のないことであるはずはありません。だが、ややもすると、いかにして身体機能をツールに合わせるかという話になっていく。あげくのはてに、新商品への欲望を喚起するために、どう高齢者にとり入るかという視点からの研究が盛んになっていく気配があります。

そうしたハウツー的なアプローチでは、今日の社会が直面している高齢者問題の解決にはならないのは、目に見えています。若者と同じようにキーボードを使いこなせ、Eメールが送れたら、一時的には、生活に張りをもてるかもしれません。でも、喜びは決して持続しないでしょう。Eメールができたところで、天気の話しか話題がないのでは、仕方がない。問題は、高齢者が誰と何をコミュニケートすべきかという、いわば主題探しにあるのではというのが、今の私の率直な感想です。そのためには、既存の加齢についてのイメージをくつがえす必要がある。「これまで年寄りというのを、よくわかっていなかったんだ」と、目からウロコがおちる、とはいかないまでも、少し違ったまなざしを送るきっかけを提供できないかと思って、本書を書いてみました。
高齢者の問題についてほとんど門外漢の私に、こういう機会を与えてくださった中公新書編集部の佐々木久夫さんに、深く感謝する次第です。また第五章で紹介した時間割引率の調査は、学生を対象とした国際比較という形で日本で最初に調査を企画した、当時北海道大学文学部にいらした高橋雅治さん（現、旭川医科大学教授）のプロジェクトに参加することから、大いに啓発を受けて実施するにいたりました。そして何よりも、辛抱づよく私の研究の相手をしてくださった高齢者の方々に謝意をささげて、この本をおえたいと思います。

正高信男

二〇〇〇年一月

Ward, R. A., Susan, R. S. & LaGory, M., 1984, 'Subjective network assessment and subjective well-being.' *Journal of Gerontology*, 39:93-101

正高信男，1995，『ヒトはなぜ子育てに悩むのか』講談社現代新書，講談社
McNeill, D., 1992, *Hand and Mind,* The University of Chicago Press, Chicago
長崎浩，1997，『からだの自由と不自由』中公新書，中央公論新社
Nakamura, M., Buck, R. & Kenny, D. A., 1990, 'Relative contributions of expressive behavior and contextual information to the judgement of the emotional state of another.' *Journal of Personality and Social Psychology,* 59:1032-1039
野口裕二，1993，「高齢者のソーシャルサポート：その概念と測定」『社会老年学』34:37-47
Palmore, E. & Luikart, C., 1972, 'Change in life satisfaction: a longitudinal study of persons and aged 46-70.' *Journal of Gerontology,* 32:311-316
Ryan, E. B., Hummert, M. L. & Boich, L. H., 1995, 'Communication predicaments of aging.' *Journal of Language and Social Psychology,* 14:144-166
坂田周一・Jersey Liang・前田大作，1990，「高齢者における社会支援のストレスバッファー効果」『老年社会学』31:80-89
柴田博・芳賀博，1984，「ADL研究の最近の動向―地域老人を中心として」『社会老年学』21:70-83
下條信輔，1999，『意識とはなんだろう』講談社現代新書，講談社
玉野和志・前田大作・野口祐二・中谷陽明・坂田周一・Jersey Liang，1989，「日本の高齢者の社会的ネットワークについて」『老年社会学』33:26-36
谷口和江・前田大作・浅野仁，1980，「身体的活動レベルの低い男性高齢者のモラール」『社会老年学』12:47-58
谷口和江・前田大作・浅野仁・西下彰俊，1983，「高齢者のモラールに見られる性差とその要因分析」『社会老年学』20:20-46

参考文献

Arling, G., 1987, 'Strain, social support, and distress in old age.' *Journal of Gerontology,* 42:107-113

Dennis, A. R. & Mitchell, J. P., 1990, 'Strain, social support, and mental health in rural elderly individuals.' *Journal of Gerontology,* 45:267-274

藤田利治・大塚俊男・谷口幸一，1989，「老人の主観的幸福感とその関連要因」『社会老年学』29:75-85

Harel, Z. & Deimling, G., 1984, 'Social resources and mental health: a empirical refinement.' *Journal of Gerontology,* 39:747-752

橋本剛，1997，「対人関係が精神健康に及ぼす影響」『実験社会心理学研究』37:50-64

広井良典，1997，『ケアを問い直す』筑摩書房

岩田誠，1996，『脳とことば』共立出版

Kita, S., 1998, 'Two-dimensional semantic analysis of Japanese mimetics.' *Linguistics,* 35:379-415

Larson, R. C., 1978, 'Thirty years of research on the subjective wellbeing of older Americans.' *Journal of Gerontology,* 33:109-125

Liang, J., Dorkin, L., Kahara, E. & Mazian, F., 1980, 'Social interaction and morale: a re-examination.' *Journal of Gerontology,* 35:746-757

前田大作・浅野仁・谷口和江，1979，「老人の主観的幸福感の研究—モラールスケールによる測定の試み」『社会老年学』11:15-31

前田尚子，1988，「老年期の友人関係—別居子関係との比較検討」『社会老年学』28:58-70

Malatesta, C., Fiere, M. & Messina, J. J., 1987, 'Affect, personality and facial expressive characteristics of older people.' *Psychology and Aging,* 2:64-69

正高信男（まさたか・のぶお）

1954年（昭和29年），大阪に生まれる．
1978年，大阪大学人間科学部卒業．83年，同大学院人間科学研究科博士課程修了．学術博士．アメリカ国立衛生研究所（NIH）客員研究員，ドイツ・マックスプランク精神医学研究所研究員，京都大学霊長類研究所助手，東京大学理学部人類学教室助手を経て，現在，京都大学霊長類研究所助教授．
専攻，比較行動学．
著書『ことばの誕生——行動学からみた言語起源論』（紀伊國屋書店，1991）
『ニホンザルの心を探る』（朝日選書，1992）
『0歳児がことばを獲得するとき』（中公新書，1993）
『なぜ，人間は蛇が嫌いか』（光文社，1994）
『ヒトはなぜ子育てに悩むのか』（講談社現代新書，1995）
『赤ちゃん誕生の科学』（PHP新書，1997）
『いじめを許す心理』（岩波書店，1998）
『育児と日本人』（岩波書店，1999）ほか

老《お》いはこうしてつくられる
中公新書 *1518*

2000年2月15日印刷
2000年2月25日発行

著　者　正高信男
発行者　中村　仁

本文印刷　図書印刷
カバー印刷　大熊整美堂
製　　本　小泉製本

発行所　中央公論新社
〒104-8320
東京都中央区京橋 2-8-7
電話　販売部 03-3563-1431
　　　編集部 03-3563-3666
振替　00120-5-104508

ISBN4-12-101518-5 C1245

中公新書

自然科学 I